マクロビオティックに学ぶ暮らしの知恵

食べること、生きること

柿本和子

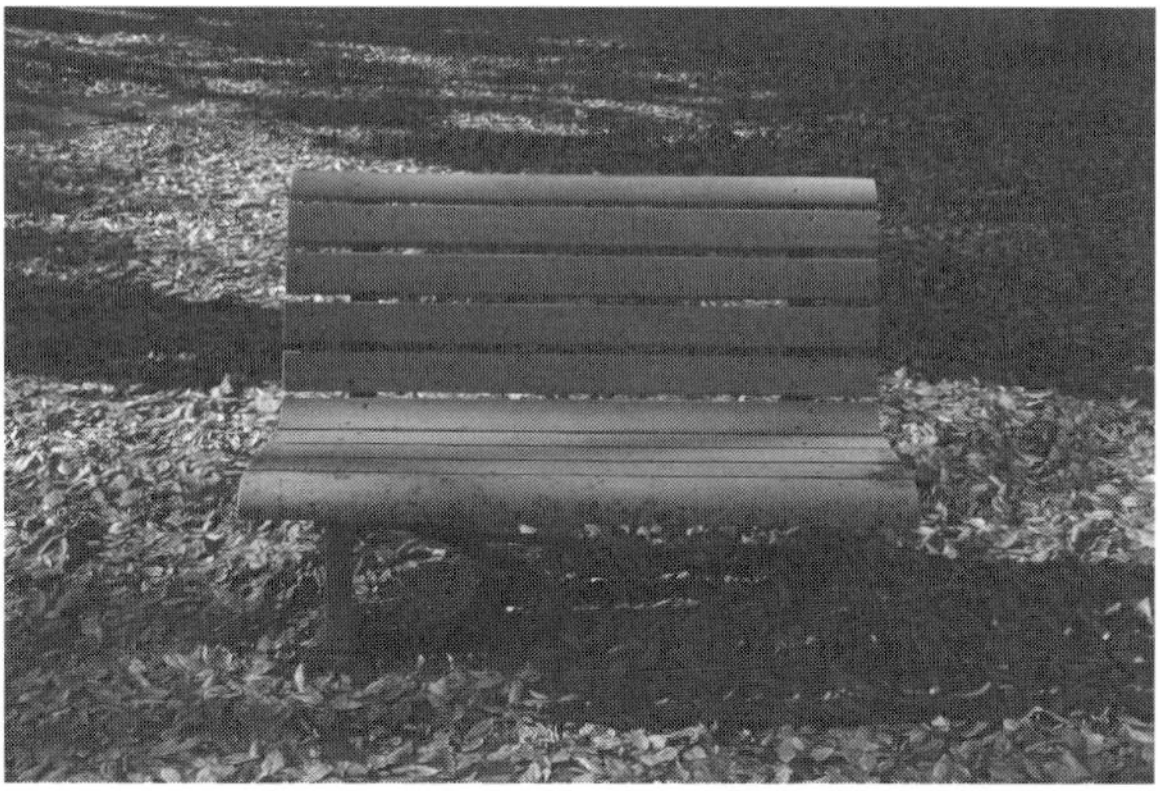

日貿出版社

イラスト：黒岩多貴子（章扉他、一部カットは小社刊行の『野菜の花の水彩画』掲載の図版を使用）
写真：荒川健一　他

はじめに

今回、マクロビオティックを通じて私が知ることができたこと、心に留めたこと、考えたことなどを一冊の本にまとめる機会をいただきました。日頃からふと思いついた事柄を「マクロビオティック・インスピレーション」と称するブログに発表してきましたが、本書はその記事をもとに再構成したものです。

ブログの内容は、マクロビオティック教室の延長のようなつもりでの生徒さんとの交流や講義の補足、日々の喜びや湧きあがる思い出など、私のマクロビオティック人生やマクロビオティックに対する解釈といったものです。

ブログの記事ですから様々な個所で重複がありますが、それはそれで構わないのではないかと思うことにしました。なぜなら、私達は毎日昨日の続きを生きてはいますが、昨日の話の続きを生きているわけではないからです。方向は一致していると思いますが、同じ話のタネだったり違ったりします。ブログの記事はそんな私の人生のままのようです。

私は父親っ子で、父の懐で生きて来ましたが、父が亡くなって父の立場が自分の立場になったことを思い知らされました。

先祖と向き合う時は、父という衝立の後ろに自分が座っていましたし、子供達や若い人達と向き合う時も、自分の背中には父の紋付羽織がかけられていたような気がします。しかし、父が亡くなって、今度は自分が直接向き合わなければなりません立場になりました。そしていずれ自分も先祖になるのです。

口を開くことに不安はありますが、父が惜しみなく分け与えてくれた知識や、自分が受け継いだ先祖の思い出を、今度は自分の子供達に残さなければなりません。子供達と子供達の同世代の方々に、私がどう考えたかを知っていただけたら、あとはバトンを受け取った者達が自由に変えていくべきではないかと思います。それに何より、たとえそれがどんなに素晴らしい知識でも、一体「己だけが知って何になる」のでしょうか。

これはある映画の中で出会った言葉で心から同感しました。そもそもマクロビオティック教室を始めたのも、今まで自分のためだけに使ってきた知識を、若い人々、自分より後から歩いて来る人々と分かち合うためのものでした。

自分の意見を押しつけようとは思いませんが、自由に判断していただけるきっかけになるなら、何より嬉しく思います。私もたくさんの方々から学んできました。たくさんのことを素晴らしい先達から教えていただきました。桜沢如一先生の書物からマクロビオティックを知りましたし、久司道夫先生には直接教えていただき弟子の端くれに加えていただきました。しかし、そうやって教えていただいた知識は、たとえそれが全体的であっても、その時の自分のレベルで受け取っているのですから、教えていただく側にとってはある意味断片的です。それを組み立て、最終的に自分のものにするためには、他人様にお教えする立場に立つのが一番のような気がします。

そう思って試行錯誤しながらも成長させていただいている場が、私のマクロビオティック教室であり、「マクロビオティック・インスピレーション」と称するブログです。どうぞ自由に広い心でお読みいただきますようお願いいたします。

ところで私達の人生の中でチャンスというものには二種類あるような気がします。

一つは自分の意識、無意識は問いませんが、与えられた条件の中で偶然出くわす「知る」というチャンスです。そしてもう一つは知ったことを「実行に移す」というチャンスです。

実は知ることと行うことの間には溝があります。両者は相互依存ともいえるほど密接に関係していますが、この溝を跨ぎ超えるかどうかがこれから「知る」ことの内容に決定的な影響を与えてしまいます。今まで知らなかったものにチャンネルを合わせることができるかどうかは、「実行に移す」ことにかかっているからです。

これがマクロビオティックを取り入れるということの意味です。

知るためには様々な情報源がありますが、マクロビオティックは行い抜きには成立しない人生観です。マクロビオティックは人生において「行うこと」は「食べること」だと教えています。実際私達の変化のチャンスは食べることにかかっているのです。本当のところそれだけお伝えできれば十分です。「知ること」は「行うこと」に付随して起こるからです。

柿本和子

二〇一〇年六月

マクロビオティックに学ぶ暮らしの知恵【目次】

はじめに　3

Part-1

今日からマクロビオティック　11

入門準備　12
調味料について　14
水について　18
米について　19
どこまで食材の質にこだわるのか　23
安全な食品を選ぶには　25
始めてはみたものの　28
いざ実践　30
●【その1】やれるところから始めよう!　30
●【その2】玄米を食べよう!　32
玄米ご飯を美味しく炊く　34
塩について　38
実際にどんな献立を?　39
毎日の料理と食べ方の心得　42
お付き合いや外食には　45
●簡単レシピ　【例えば昆布を選ぶ】　46
【出汁について】　47
【野菜の茹で方】　50
*購入ガイド　51
*マクロビオティック標準食　52

Part-2

食とは何か　53

「食べる」ということ　54
私は私の食べたもの　56
進化の中の食　58
消化と同化　61
食べ物と思想　64
類は類を呼ぶ　66
食あれば命あり　68

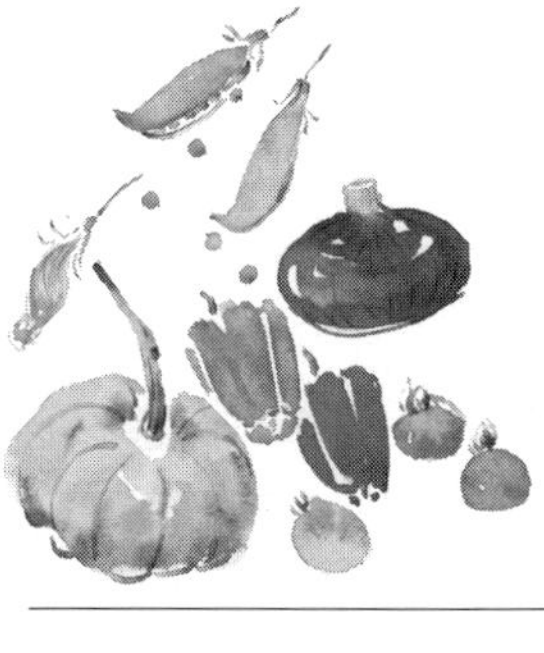

精進料理って何のため　72
マクロビオティック生活＝ちょっと実験！　74
【ある日のブログから】　76
・玄米について　76
・食費と節約とマクロビオティック　77
・私達の味覚の信用度　78
・あひるのガアガアちゃん　80
・箸について　82
・食事の量　83
・値打ちと価　85
・哀れ牛の子　87

Part-3

環境について　91

環境を食べる　92
農業の役割　93
排泄物は美しく　96
マクロビオティック生活＝汚れなくなる!?　99
【ある日のブログから】　102
・少子化とマクロビオティック　102
・ほおずき提灯　103
・オール電化とマクロビオティック　105
・人間と世間　106
・ゾウの時間、ねずみの時間　108
・「クマと　もりと　ひとと」　109
・ヨーロッパの里山　111
●簡単レシピ　【レンコン餃子】　114
【大根ステーキ】　115
【キャベツの梅干煮、蕪の梅干煮】　116
【白菜の即席漬け】【生麩とわけぎのぬた】　117
【芹のごま和え】　118
【芹のきんぴらごぼう】　119
【甘栗ご飯、レンコンご飯、ごぼうご飯】　120
【きゅうりと沢庵の白ごま和え】　121

Part-4

病と健康　123

健康と自然　124

病気の始まり　127
死とは何か　132
マクロビオティック生活＝風邪をひかなくなる　136
【ある日のブログから】　138
・猫のストレス　138
・酸化と酸化防止剤　139
・うたた寝と風邪　142
・痛みとマクロビオティック　143
・主人の患者さんの話　145
・腸内細菌とマクロビオティック　146
・リフレッシュ塩浴法　148
・泰山木の白い花　149
・望診法　150
・ぎっくり腰　154

Part-5 マクロビオティックを考える　157

正しい食べ物とは「身土不二」　158
なぜ穀物を食べなければならないの？　162
動物性の食事について　165
もう一つの原則「一物全体」　169
人類はいつから特別になったのか　171
主食と副食とはどういうものか　173
毎日の献立に秩序がない　175
マクロビオティックと陰陽　176
マクロビオティック生活＝少食、かすみを喰らって　183
【ある日のブログから】　186
・Credo et Non-Credo!　186
・導引　188
・宇宙の秩序　189
・理想と現実　191
・クレービング　194
●簡単レシピ　【マクロビオティックのおくすり茶】　196
【ほっと一息・甘いもの】　198

Part-6

機にふれ折にふれ　201

季節と暮らし　202
マクロビオティック生活＝自然の中に生きる　205
【ある日のブログから】　208
・季節の移り　208
・蕗と油揚げ　209
・蕗の薹味噌　210
・枇杷ゼリー　211
・茄子　211
・ぬかどこ　213
・あご風　215
・紫蘇の穂の塩漬け　216
・ぶくぶく装置　218
・とんご柿　219
・母卒す　221
・人の進化（私説）　222
・ヒヨの災難　225
・忘年野外パーティー　227

あとがき　229
マクロビオティック関連団体及び著者関係団体　231

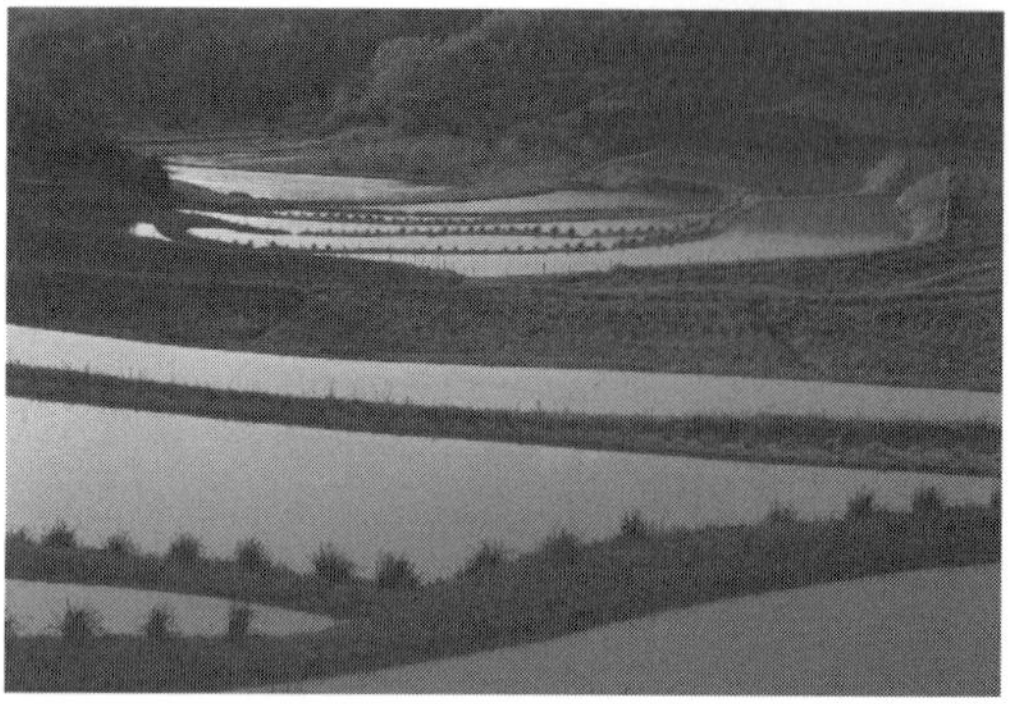

Part-1

今日からマクロビオティック

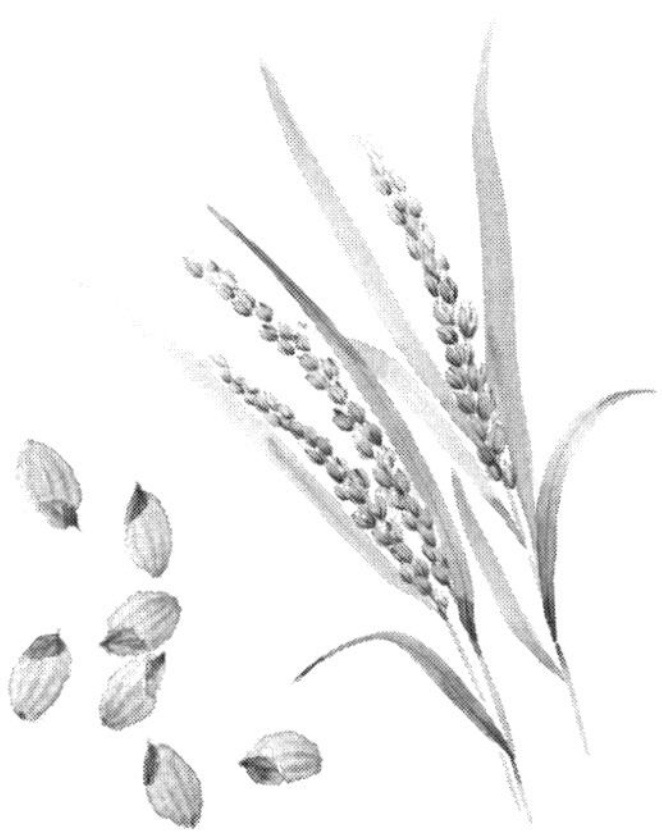

入門準備

マクロビオティックって何だとお考えですか。

マクロビオティックについては、健康法、長寿食、穀物菜食、さらには精神安定法、平和運動、哲学など、それぞれの立場から多様な定義がなされてきました。

私はこの多様性こそマクロビオティックの大きな特徴だと思います。つまり、マクロビオティックは求める人によって答えがそれぞれ異なるものなのです。

その人によって答えの異なるマクロビオティックですが、一つだけ共通する考え方があります。それは「人間も、周囲の環境にあるすべてのものと同じように、何かを食べて変わり続けている」ということです。食べなければ、今日の私が明日の私になることはできません。

昨日と同じように食べていたら、今日と同じような傾向の、もう少し程度が強くなった明日を迎えることになるでしょう。昨日と異なったものを食べたら、新しい兆しが確認できるかどうかは分かりませんが、異なった明日を迎えるでしょう。

つまり食べ物が自分を変えることになるのです。すっかり食べ物を変えると、すっかり自分も変わってしまうのです。

「食べる」とは、新しい自分の身体材料を取り入れることであると同時に、新しい生きる力を取り入れることです。同じ物を食べれば同じ傾向が加速され、異なったものを食べれば力の合力が生まれます。だから、食べたものによって生き方が変わってくるのです。

マクロビオティックは考え方の根本を「変化の法則」に置き、私達の自由裁量に任されている食の選択に私達の運命は規制されていると考えています。


さて、今日からマクロビオティックの食事を始めたいと思っていらっしゃる方にとって、最初の取っ掛かりは次の三種類の食材です。

1　調味料（塩、味噌、醤油など）
2　水
3　米

これだけは、できるだけ早く品質の良いものに変えていただきたいものです。信頼できるお店に相談してもよいでしょうし、マクロビオティックの本はたくさん出版されていますから、そこから情報を得てもよいでしょう。お近くに販売店がなければ、便利な通信販売もネット注文もできますから、どなたでも入手可能です。

次に、具体的にこれらの内容を見ていきましょう。

調味料について

マクロビオティックといえば、まずは玄米ご飯ですが、その前段階として調味料を変えることが大切です。

これにはたいした努力を要しません。塩を天然塩に、味噌と醤油を伝統的な天然醸造品に取り替えるだけでよいのです。

今あるお塩やお味噌、醤油がもったいないと思いますか。では、お塩だけをできるだけ上質な自然海塩に取り替えてください。残っているお塩はまな板、様々な調理器具、洗面所のコップ類の消毒にお使いください。

お味噌やお醤油はお使いになっても結構ですが、調理の際に上等の自然海塩を足して味付けをして下さい。そうすればいくらか品質改善ができますし、もったいないと思う後ろめたい気持ちを味わわずに済みます。使い切ってしまったら、迷わずに良質の伝統的な製法の味噌と醤油をお求めください。

毎日使う調味料のような目立たないものの積み重ねが、私達の身体を変化させていきます。ちょうど、私達の人生が何気ない毎日の積み重ねであるのと同様です。素晴らしい人生を送

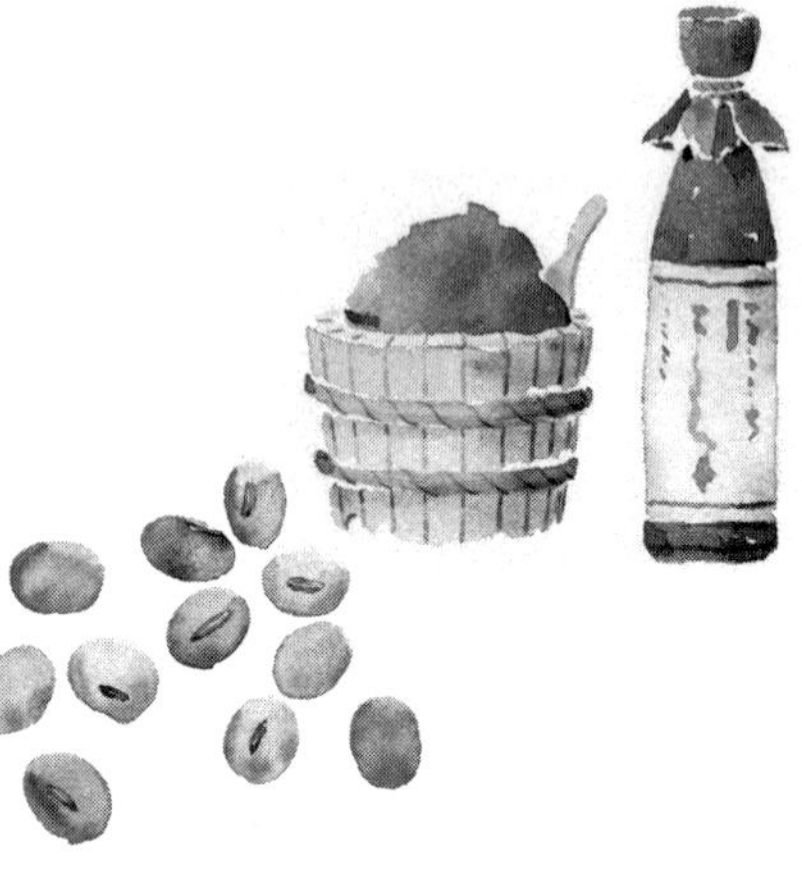

りたいと願うなら、今日一日を大切に生きる以外に方法はありません。

大切に生きるとは、一回一回の食事を大切にすることであり、そこで使われる食材や調理法に心を留めることです。中でも、調味料はほとんど変わることなく、毎日毎日同じものが使われやすいものです。それがどれだけの結果を生むかはもうお分かりだろうと思います。


塩は、塩田による製塩法が法律によって廃止されて以来、十数年前まで専売公社の取り扱いで、専売公社の食塩か粗塩かのどちらかしか手に入れることはできませんでした。この食塩は塩化ナトリウム99パーセント以上の純粋な塩で、粗塩はにがり成分などミネラルを含む(あるいは添加された)塩です（１９４７年に塩田製塩方式が廃止され、１９９７年には塩専売法が廃止されました)。

日本人はさらさらと美しい純白の食塩を利用するようになりました。しかし漬物用と畜産の世界では粗塩が利用されていました。漬物だから粗末なものでよいというのではありません。味と食感の都合上食塩ではうまくいかなかったからです。また家畜だから粗塩でよいというのでもありません。純粋な食塩では病気になるからです。そういうことが分かっていながら、長い間動物と同じ仕組みの身体を持っている人間は、「純粋」という言葉に振り回されて食塩を使ってきたのです。

食塩は化学的に作られた工業塩で、その本来の目的は工業的利用です。だからこそ純度の高さが求められました。安価に大量に作れるので、余った工業塩を食塩として利用することにしたのです。貴重な塩を、簡単に安く国民に配ることができるという、親心だったのでしょうか。しかし、それが結局は国民の不健康と医療費の増大という結果を招いたのかもしれません。

味噌と醤油に代表される醸造調味料は大変優れた食材です。それぞれ大豆を麹菌発酵させた天然醸造のものを使うようにしてください。味噌は、麹菌をうえつける材料の違いで麦味噌、米味噌などと種類が分かれます。二毛作地域では麦味噌が作られますが、全国的には信州味噌、仙台味噌など米味噌が主流です。マクロビオティックでは麦味噌を主に利用しますが、玄米味噌とともに汁の実によって変化をつけてもよいでしょう。

現在の大量に流通している味噌と醤油は、味噌のようなもの、醤油のようなものです。特に醤油のほうがひどいかもしれません。本来の味噌と醤油は微生物の副産物で、それを人間が食しているのです。しかし、そこまでいくには長い時間がかかります。またおいしい期間もあります。

マクロビオティックでお勧めしている味噌は、二夏を越したもの、つまり足かけ三年物です。微生物による分解がちょうどよいくらいに進んできた段階です。八年もたてば味噌は調味料としてではなく、そのまま食べたほうがおいしくなりますので、味噌汁用には向かないかもしれません。

また砂糖は使わないことです。敢えて申しますが「白砂糖は毒だ」とマクロビオティックでは考えています。精製されて純粋であるということは、いわば化学薬品と同じであり、慣れによって味覚を麻痺させる傾向を持っています。また吸収機能を受け持つ腸にいたる前の、分解器官である口や胃で直接吸収されて、人体に良くない影響を及ぼしてしまうこともあります。

白砂糖が少なくなるだけでも社会はもっと住みやすくなると思います。白砂糖を止めれば気持ちが落ち着き、忍耐力を取り戻します。記憶力も良くなり、身体も強くなります。

最初は白砂糖を未精製の黒砂糖に取り替えるだけでも、ずいぶんと違います。サトウキビを原料とした白砂糖から、甜菜糖やメープルシロップに取り替えたり、みりんで代用したり、米飴を使うようにしていきます。また調理の工夫で甘みを出すこともできます。

また、食品の中に含まれる成分としての油については、あまり問題にしなくてもよいと思いますが、現代生活で頻繁に使われている、ドレッシングのような形で摂取される油類は極力控えるようにします。特に皮膚病のある方は生の摂取はもとより油料理もさらに控えるべきです。

もともと脂肪は栄養の貯蔵形態で性質上貯留しやすいので、体内の様々な所に溜まって問題を引き起こしやすいものです。油は多くの材料からほんの少ししか採れない、一物全体の原則からは遠い高価な食品であり、たまに少しずつ使うべきものです。マクロビオティックでは自然な圧搾法で搾られたごま油と菜種油が主に使われています。

水について

次に考えたいものが水です。私達の身体運営の基盤である水（飲料水と調理用水）を品質の良いものに取り替えて下さい。水の力によって、私達の身体は運営されています。きれいな良い水、つまり浸透能力、溶解能力、運搬能力の高い水は健康の決定的な要素です。まずは良い水を補充しましょう。クッキングレシピはそれからゆっくり習っていけばよいのです。

水を変えただけでお料理がおいしくなります。地球は水の惑星で、人間の身体も水の力で運営されています。水は口から取り入れる物の中で最も大切な一つです。水道水は家庭の蛇口まで細菌に汚染されていない水を届けるという、最低限の必要を満たすために、殺菌消毒剤を使わなければならないと法律で決められています。そのために、元がどんなに良い水資源のものでもカルキが入っていない水道水はありません。

家庭の蛇口まで汚染されずに届けられた水に感謝して、信頼できる浄水器を通して自然に近い水を取り返したいものです。

米について

食事は家族と一緒に摂っていますか、おひとりですか。自分だけの問題だったら単純です。踏み出せばよいのです。マクロビオティックをやってみようと思われたということは、動機の違いや程度の差こそあれ、何かしらの興味を感じられたということです。どちらかの教室に参加しておられるか、独学で書物などを頼りに学習されたか、はたまた先生がおられるか、いずれにしても自分の決心次第です。

しかし、食事を共にする家族がある場合には、それほど簡単ではありません。白米を玄米に替えるのに、白いレースのカーテンを色物に取り替えるようにはいきません。第一に、どうしてマクロビオティックがいいのか、相手に納得させることが難しいからです。納得させられない原因は自分の整理不足と、相手に必要性の実感が欠如していることが大半です。

子供が小さければ、母親の影響力は大ですからまあ何とかなるでしょう。しかし、親や夫となると、最初の第一印象で拒絶反応を生み出しかねません。拒否された場合は、ひたすら寛容の精神を発揮して、そのうち（どれくらい長い間かは分かりませんが）段々変わってくるように、少しずつ仕掛けるのです。

身体に良くない食生活を続けて病気になったら、改心させるチャンスです。それまで自分ひとりで勉強を進め実践するしかありません。

玄米が嫌で、白米しか食べないという人がいます。日本人は白さが好きです。「潔白」「純白」は精神の美しさと重なっているのですから。そんな方でも、お付き合いで二、三日は玄米ご飯に我慢できるかもしれません。しかし、それはあくまで我慢であって長続きはしません。我慢して食べ続けることができるかどうかの寛容さはその人によりますが、玄米を嫌いな人ほど、その寛容度は低いと心得るべきです。それが我慢である限り、家庭内不和の原因となる可能性が大きいでしょう。

その時あなたはどうなさいますか。とりあえずの選択肢をいくつかあげておきますから、どれかをお選びください。

●白米を胚芽米にする。
●白米に三分搗《つ》きか半搗き米、また未精白の雑穀を混ぜる。
●半搗き米、三分搗き米にする。

●自分ひとりを玄米にする。

もともと食べ物は、食べられないものを我慢して食べるというような性質のものではありません。

マクロビオティックは他人から勧められて知るかもしれませんが、他人から勧められて実行するものではありません。自分が選ぶものです。

敗戦前後の食糧難時代にぼそぼそとしたまずい玄米ご飯を食べた方々の中には、玄米といっただけで反射的に拒絶反応を示す方もいます。そんな場合にはいくら説得しても無理というものです。時間をかけて取り組む必要があります。

また、これは個人的見解ですが、本人の意思であれば別ですが、高齢で健康な方に今更マクロビオティックの無理強いは不必要だと思います。

家族の目にあなたが良い方に変わっていると映れば、玄米やマクロビオティックに対してだんだん興味を持つようになり、理解するようになるでしょう。

私も長い間二通りのご飯を炊きました。舅姑と一緒に食事をするようになった初めのうちは、白米のご飯も炊きました。最終的には、舅姑は半搗き米のご飯に慣れてくれました。

玄米の例をあげましたが、お菜についても同じことです。私は基本的に動物性の食品を摂りませんが、今でも肉を焼き、魚料理を作ります。もちろんマクロビオティックの考えによるアレンジはしますが、肉や魚を食べる人を非難するつもりも、あえてやめさせるつもりもありません。この肉や魚のお料理には、白米に近い分搗き米の方が相性がよいでしょう。

どんな主義主張で食生活を営むかという選択はその人の自由であり、その人の人生観です。たとえ自分がどんなに正しいと思っても、少しずつ家族に影響を及ぼしていくほかにないと思います。

家族全員が一致してマクロビオティックを取り入れようということであれば、これほど有り難いことはありません。入門編のトラブルは最初から無いのですから、仕合せに感謝して積極的に取り組んでいきましょう。

また、マクロビオティックの取り入れ方ですが、完璧にやりたいと思われる方も、あるいは適当にできる範囲だけでいいと思われる方も、継続という点からみるとどちらも同じくらい危険です。完璧には不可能ですし、適当には外れてしまうからです。

長続きさせるには呑気にリラックスしながら、同時に怠け心や易きにつく心に打ち勝つ必要があります。ここでは最初のステップとして、先ずどんな注意が必要か、何を変えたらよいのかという提案をしていきましょう。

病気がかなり進んでいて、医学的な治療を受けていながらでも、マクロビオティックを取り入れる下地は大きいのですが、問題点も多いと思います。身近に相談する方があれば助言を受けられてもいいですし、なければ「マクロビオティック標準食」（52頁参照）をお手本にするだけでもかなりの成果が期待できます。医療の成果がぐんと上がって驚かれることもあるでしょう。

どこまで食材の質にこだわるのか

マクロビオティックの原則に少し慣れたら、次は食材の質の問題です。前項でも解説しましたが、味噌を例に取ってみましょう。

すでに天然醸造の味噌に切り替えたとします。しかし豆と塩と麹、それから醸造過程で使われた水と火力の種類、醸造器具によってもその質は違ってくるのです。

大豆はどこでどのように生産されたのか、塩はどこでどのような方法で取られたのか、麹はどんな種麹を何に植えつけたのか、使用した水は地下水をくみ上げたのか湧き水か、火力には薪をくべたのかガスを使ったのか、寝かせた桶は樽か缶か、どんな蔵で、どれくらいの期間、どんな気候の地域で、どんな思いの人々が作ったのか等々さまざまな条件で、その味噌は全く別のものになってしまいます。

またその味噌がどんなふうに手元に届き、価格はいくらかという経済的な問題もあります。

毎日選ぶ食材を様々な条件の中で一つ一つ吟味しながら、自分の財布と相談して選択をしていかねばなりません。

私達は、自分の経済力以上のものは買うことができません。家計の支出には限界があり、優先順位をつけて暮らしています。何はともあれ優先したい品目は、調味料と水と米です。先ずこれだけはできるだけ良い物を選んでください。

野菜類は自然な有機農法のものが、安全上はもちろん、味や生命力といった波動レベルでも良いに決まっていますが、国産であることを基準にしてください。少なくとも私達と同じ季節を過ごして生産されたもので、遠い外国産のものはなるべく避けるようにします。特に季節が逆さまの南半球の作物は、北半球に住んでいる私達の生理には合いません。

国産といっても農薬の問題は残っていますが、残留農薬の基準や出荷前の農薬の規制があるので、外国産より分かりやすいし安全だと思います。それに知恵を使って可能なかぎり危険を避けることができます。

例えば、なぜ砂糖が歯や骨を脆くするかご存知ですか？　それは砂糖によって引き起こされる酸性（体内の有害物）を、中和して穏やかにするために、歯や骨のカルシウムを血中に放出するからなのです。だから砂糖を摂りすぎると、カルシウムが不足して怒りっぽくなったりヒステリー状態になったり、骨や歯が弱くなったりするのです。

人体内でのミネラルの大きな役目の一つはそういった緩衝作用、つまり毒消しです。こうしたカルシウムやミネラルの性質を使うことで、野菜をかなり安全にすることができます。後述しますが、「ぶくぶく装置」（218頁参照）を使えば、安全になりますし味もかなり良くなります。

農薬の使用はどちらかといえば土に対する影響の方が大きいのです。雨に流されて農薬は土にしみ込み土中に蓄積します。化学薬品はなかなか分解しないので、化学肥料による土の疲弊に加えて、土はますます弱り生産力も落ちます。これではおいしい生命力にあふれた野菜を手に入れることはできません。

近い将来、安全な国産の作物を手に入れることができない日が来るかもしれません。そのことを考えると、少し無理をしても良い野菜に相応の対価を払うことが大きな意味を持ってくるのです。消費者は、頑張っている農家の生産物にお金を使うことで、日本の安全な農業を支えているということになるのです。

安全な食品を選ぶには

ここまでご紹介した食品について、具体的にどのようなものを選んだらよいのか、その目安を考えてみましょう。

●調味料…原材料の種類・産地・栽培方法、加工法、添加物、保存法など。

・自然海塩＝自然な製塩法できれいな海水から作られた天然塩です。

・油＝原料は何で、どこで取れたものか、有機農法か、天日で干されたものか、圧搾法で搾られたものか、保存料は添加されていないか等々。現在では正しい表示が義務つけられるようになり、確認が簡単になってきました。マクロビオティックでは通常ゴマ油と菜種油を使います。てんぷら等の揚げ物では一般に半々にします。ゴマ油を多くすると軽い仕上がりですが高価になります。

・醤油＝大豆などの原材料について。大豆と塩と麹のみで、時間をかけた昔ながらの方法（伝統的な天然醸造法）で作られたものかどうか。保存料、着色料等添加物の有無。現在はよい醤油がたくさんありますが、私は丸島醤油を好んで使っています。濃口、薄口の二種類があり、煮物には薄口を最初に使って濃口をいろどりと香りづけにしています。薄口醤油は味に奥行きを出してくれます。

・味噌＝醤油と同じように伝統的な天然醸造法で作られたものかどうか。

●玄米…国産有機農法米をお勧めします（最近では宮城県のように、県全体で有機農法に取り組んでいるところもあります）。

●野菜類…国産で、できれば有機農法や自然農法などで、その地域で取れる季節のもの。

●乾物…有機農法などの農産物で、自然乾燥のもの、天然製法のもの、漂白などの不自然な加工がされていないもの。

●加工品…原料や製造方法が自然で、添加物（凝固剤、融解剤、防腐剤、脱水剤、消泡剤、着色剤等）が加えられていないもの。添加物が加えられていないと傷みやすいので、品質が落ちていないものを選ぶのも大切です。

例えば豆腐で考えてみましょう。

大豆はどこでどのようにして取れたものか、国産か、北海道か九州か？　遺伝子組み換えなどの人工改造品でないかどうか、水はどのようなものが使われているか、にがりは自然由来か、消泡剤は使っていないかどうかなど。

現代社会の加工食品にはすべて添加物が入っているといってもいいでしょう。処理工程に化学薬品をできるだけ使っていないものを選んでください。自分の身体の中に保存料、着色料等を蓄積することは大変危険です。

現代社会では食品も流通商品ですが、生の食べ物は本来腐りやすく傷みやすいもので、保存料の恩恵なしには遠い地域からの輸送には耐ええないものです。伝統的な保存方法は塩蔵と乾燥です。

＊ここで紹介した調味料から加工品、また浄水器の購入方法につきましては51頁の「購入ガイド」の各項をご参照ください。

始めてはみたものの

マクロビオティックを進めてきて最初に問題となるのは、自分の変化に対する過剰な希望と期待です。「良くなるはず」という思い入れが、思いがけない失望をもたらすこともあります。

体調の変わり目には、様々な病気のような症状や、体力や気力の衰えのような感覚になることもあり、良くなるはずなのに悪くなったり、強くなるはずなのに弱くなったり、期待に反してさまざまな症状が現れることもあります。

こんな時は「どうして？」と懐疑的になったり、家族や友人から「間違っている」と非難されたりすることもあるでしょう。しかし、こういう状態は大方の場合、問題なくいずれ通り過ぎていきます。

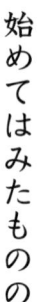

マクロビオティックによる食事法の実践によって、身体にたまっていた極端な偏りが消えてくる過程で、体調や性質によって過敏に、ちょっとした刺激（いわゆる陰陽のブレ）に反応するようになってきているからです。例えばアトピーが落ち着いてきているのに、ちょっとしたことでひどく発赤《はっせき》したりするようなものです。

マクロビオティックには、そんな中途過程を乗り切るために、色々な手当てや対処法があります。多くの場合、咳をしているけれど本人は案外苦しくないとか、熱はあるけれどたいして辛くないとかいうふうに過ぎていきますが、辛くなった場合には我慢しないで、身近なマクロビオティックの先輩や、指導をしておられる方のアドバイスを受けてください。自分の見落としを発見するために、医療機関でチェックを受けてもよいのです。

そんなやじろべえのように揺れ動く段階を過ぎていくと、多少のことは許容範囲に収まって、かなり自由なマクロビオティックが楽しめるようになってきます。その段階を楽しむことで、もう良いと思うならばそれはそれでいいのです。それから何をするかはそれぞれが自由に決めることです。マクロビオティックを知りたい方に教えるのか、もっと知りたいことがあるのか、どのように暮らしていくのか……。

私達はマクロビオティックの食べ方を学びながら、いったい何をしているのでしょうか。とどのつまりは「判断力」の鍛錬をしているのです。どんな判断力を持つかによって私達は自分を知ることができます。

判断力についてはどうぞ桜沢先生や久司先生の著書をお読みになって下さい。マクロビオティックとは健康になるための方法ともいえますが、健康になるためには自分の判断力を磨かなければならないのです。私達は何時も最初の原始的な生命が持っていた「これは食べてもよいものか」という判断力の下に生きているのですから。(『顔でもわかる健康チェック』(日貿出版社刊)参照)

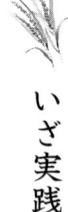

いざ実践

●【その1】やれるところから始めよう！

① おかずの全体量を減らす。おかずの中で野菜の分量を増やす。

② 調味料を上質のものに変える（自然海塩、天然醸造の味噌、醤油、酢、甘味料）。

③ ご飯を分搗き米にするか、雑穀を混ぜる。

④ お水の質について考える。

到達目標は……。

① 食事の全体量の中で、穀類を半分以上にする。

② 乳製品と動物性食品を極力減らす（目安としてこれまでの二分の一から三分の一くらい。野菜や豆のおかずを増やすこと、海藻類を食事に取り入れることを忘れないでください）。

③ お砂糖の質を変えて、減らす。

まずはこれくらいからやってみましょう。これだと家族の中で自分ひとりでも何とかやっていけます。自分がやろうと思ったからといって、家族全員に強制してはいけません。次のステップに進むまでに皆で話してみるのがよいでしょう。自分の変わり様を示すのが最も説得力のある方法なのです。

現代の一般的な食事をこれだけ変えたら、かなり健康的に平均寿命まで生きることができると思います。ここから先は、それぞれの目的と必要、様々な条件に応じて変えていくようにします。

マクロビオティックを実践しようと思い立ったということは、そこに何らかの目的があるはずです。「面白そうだから」というのも大切な動機です。不健康な状態を改善したいという方もいらっしゃるでしょうし、病気を何とかしたいと思う方もいらっしゃるでしょう。久司先生や桜沢先生の著作に感銘を受けてもっと知りたいという方もいらっしゃるでしょう。

どうぞ一歩踏み出してください。それぞれの目的を果たして、思いもかけなかった新しい人生を経験してみてください。

マクロビオティックでは、原則として、精進出汁（一般的には昆布と椎茸の出汁、植物性食品を利用した出汁）を用います。これは素晴らしくうまみを含んだ奥ゆかしい出汁です。現代の刺激的な味に慣れて味覚が鈍っていると、なかなか満足できないでしょうが、だんだん味覚が研ぎ澄まされて敏感になれば、出汁の味、味噌や調味料の味、具の味、そして全体としての料理を味わうことができるようになります。

家族の中で私ひとりが精進出汁にした頃は、夫や息子、舅姑、お客様等のために鰹節の出汁を別に取って味を付け、でき上がったお料理から自分の分を取り分け、改めて合わせてからもう一度加熱していました。

味噌汁などは、花鰹など薄く削ったものも売っていますから、お椀に一つまみ入れてその上から熱い汁を張れば、さらに簡単に鰹だしのお汁を用意することができます。その都度削れば、もっと上等です（これは私の故郷平戸藩の伝統的な（？）簡易雑煮、茶雑煮の影響です。茶雑煮は餅を焼き、ちぎって好みの大きさにしてお椀に入れ、その上に削り節をのせてお醤油をかけ、熱いお茶ないし熱湯を回しかけて食べます。簡単でよくおやつに食べたものです）。

マクロビオティックでは、動物性という理由でほとんど使わない鰹節の出汁ですが、夫の好みなので時々作るなめこ汁では、鰹節のお出汁が合います。濃すぎればどぎつい風味になりますが、あっさりとした味わいに仕立てられたら本当においしいものです。

●【その2】玄米を食べよう！

① よい玄米を選ぶ。

② 原則4～6時間くらい十分に浸水させる。

③ お塩は炊く寸前に、炊き上がりに塩味を感じない位入れる。

④ 料理人の心の持ち様が味を左右するので、丁寧に穏やかに料理をする。
⑤ 炊き上がったら、お櫃に移すなど水蒸気の始末を考える。

到達目標は……。

① 一口ごとによく噛む。何回くらい噛めるか。50回？　100回？　噛むほどよい。
② 料理における油の量を極力減らす。
③ 料理に「身土不二」と「一物全体」（158・169頁参照）の原則を取り入れる。

マクロビオティックは、玄米を食べなければ真の意味で始まりません。玄米によって、味の嗜好が変わり、選択が変わってくるのです。単に80歳以上の長寿だけなら、玄米なしでも充分達成できると思いますが、現代生活の中で「この世の真実」を知るためには、どうしても玄米菜食を実践する必要があるのです。

玄米食を長続きさせるためには、美味しく炊かねばなりません。玄米が毎日の食事の基本になるように、次のことを心がけてください。

玄米ご飯を美味しく炊く

玄米は圧力釜で炊くのがお勧めですが、最近は電気炊飯ジャーでも美味しく炊けるようになりました。最初の時間配分に慣れないうちはそれでもよいのですが、マクロビオティックを実践しているうちに、精神的なゆとりが生まれてきて、日常生活の中に「圧力釜で玄米ご飯を炊く」という行為をうまくプログラムできるようになってくるはずです。

美味しくない玄米を食べておられる方は、それが玄米の味だと決めないで、他所の方の炊いたご飯を食べさせて貰うのも一考です。

マクロビオティックは苦しい修行ではありません。毎日楽しく過ごすべきです。食事はおいしくないといけません。食べることは生きることですから、命にとって最も楽しいことであるべきです。玄米ご飯は炊きあがりの香りもその味も、少なくとも私達日本人にとって最高のものです。

玄米ご飯を美味しく炊く方法として、私が実践している手順をご紹介しましょう。

1．玄米を選ぶ。玄米はなるべく自然の農法で収穫され天日で干され、貯蔵方法も自然で無理がないものが適しています。その上で、自分の好みに合うものを選ぶようにしてください。

2. 水を選ぶ。お料理に使う水が味の半分を決めるといってよいでしょう。水は人間の体の大部分を占めます。水の質も身体の質を左右するので、大切に選びましょう。

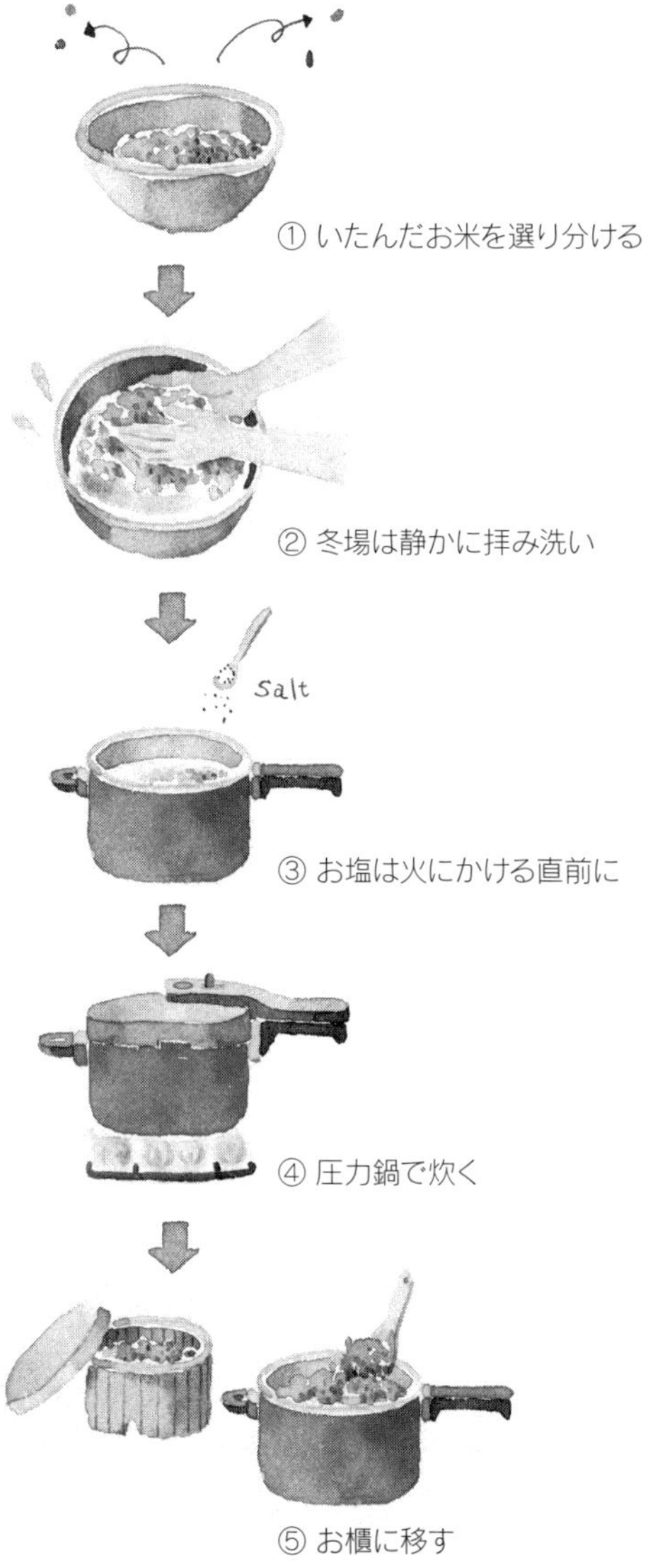
① いたんだお米を選り分ける
② 冬場は静かに拝み洗い
Salt
③ お塩は火にかける直前に
④ 圧力鍋で炊く
⑤ お櫃に移す

玄米ご飯を美味しく炊く方法

3．お米を洗う。先ず傷んでいる米粒、もみ殻などを取り除きます。それから冬場は水を張ったボールでそっと優しく、いわゆる拝み洗いをします。お米の生命活動もゆっくりしているので、多少物理的な傷をつけようとの考えです。夏場はおだやかに回してゴミを流すだけにしています。この時に優しいお礼の気持ちを込めるようにしますが、これは非常に大切なポイントです。

4．浸水時間は、原則4～6時間。冬場はやや長めに、夏場は短くします。夏は特に水が傷みやすいので、長く浸水する時は冷蔵庫に入れたほうがよいでしょう。水の量は原則として玄米の1.2倍。固めが好き、柔らかめが好きという好みに合わせて、多少の調整ができます。浸水時間はお米そのものの味の濃さや強さに直接影響しますから、ある程度きちんととった方がよいでしょう。炊飯開始までの時間が長くなりすぎる時は、1～2時間の浸水後、水を切って密閉し冷蔵庫に保管すると美味しく炊けます。

5．お塩は火にかける寸前に加える。電気釜でタイマーをかける時などは浸水開始から加えざるを得ませんが、お塩は他のお料理と同様調理の時点で加えるのがよいでしょう。この時に大事なことはお塩の質で、自然海塩を用います。高くてもよいお塩を少し（炊き上がりに塩味を感じない程度の分量）使ってください。

6．圧力釜。私は鍋の内側にガラス質が張ってあるシコマチックという圧力鍋で炊いています。内側がステンレス製などアルミではないもので、なるべく分厚いものを選んでください。

7．火加減。最初は中火以上にしないと圧がうまくかかりません。私は浸水を充分にしているのでシコマチックでは10分くらいで圧がかかるようにしています。これはお鍋とガスの質にもよります（都市ガス、プロパンガスなど）。点火して10〜20分、圧がかかるまで中強火で加熱します。浸水が不十分であれば30分以上かけます。それから圧が抜けない程度に火を弱めて20分〜25分、お米の量やその時の好みで決めます。火力の調節が難しい時は、火と鍋の間にガスマットを入れます。ガスマットが無い時は、アルミの焼き物用のプレートを使っても構いません。火からおろす寸前にちょっと火力を上げてから火を止め、ガス台からおろして圧が抜けるまで自然放置します。

8．天地返し。圧が抜けたらすぐにお櫃に移します。蒸気を放っておくとご飯がまずくなります。お櫃がない場合は、天地返しをしてから蓋の間に布巾をかませるなど、何らかの工夫をして下さい。ボールやざるに経木などを利用して、速成のお櫃だってできるでしょう。蒸気の管理が最後の味の決め手になるのです。

塩について

マクロビオティックでは、人間の基本的な味として穀物の甘みというものを勉強しますが、それ以前の生命にとって最も基本的、というより不可欠のものが塩です。塩は生命の必要条件です。

私達の先祖の生命は水に溶けた塩（ミネラル）の環境、つまり海に誕生しました。その塩が人体のシステムの鍵を担っていて、今でも塩なしに生命は存続できません。このことから、塩とはどういうものか、どういう塩でなければ生命の健康を保てないかが分かってきます。私達にとって最大限の代価を払うべき地球の恵みの一つが、この塩です。

塩はたとえ代価を払って自分が買ったとしても、自分のものではありません。自分の命と同じで、自分のもののようだけど、自分のものではありません。自分を生かすものです。わがままを少し我慢し、節約して、塩や水や食べ物に手間とお金とをかけましょう。

汚すことや無駄にすることも厳しく慎まなければなりません。お金という勝手な価値の代用品を作ったばかりに、人間は大切な物とそうでない物との区別をはっきりと意識できなくなりました。

命と地球の関係も見失いました。命は地球の塩の一粒なのに、命は地球よりも重いなどと傲慢なことをいうようになりました。もう一度塩と水、ひいては地球の環境のことを考え直すべき時です。

命と引き換えの良いお塩を使ってください。自分に合った命に良いお塩を、自分の嗅覚で探し当てて使ってください。そして日本人が環境と共同して作り出したお塩の兄弟分、味噌と醤油についても同じく大切にしていきましょう。

実際にどんな献立を？

では、具体的に何を食べればよいのかということになりますが、何も悩む必要はありません。我々日本人が、昔から食べてきたものでよいのです。つまり、おばあちゃんの献立とよばれるあの懐かしい料理です。

ただし、敗戦のショックで日本の食の伝統は分断されてしまいました。さらに現在では核家族で、聞こうにも聞く相手がいません。それで、まずは玄米ご飯とお味噌汁に挑戦してみて下さい。

普段は簡単な「一汁一菜香の物」（ご飯、味噌汁、野菜の煮物や香物）でよいし、多くて二菜で充分です。

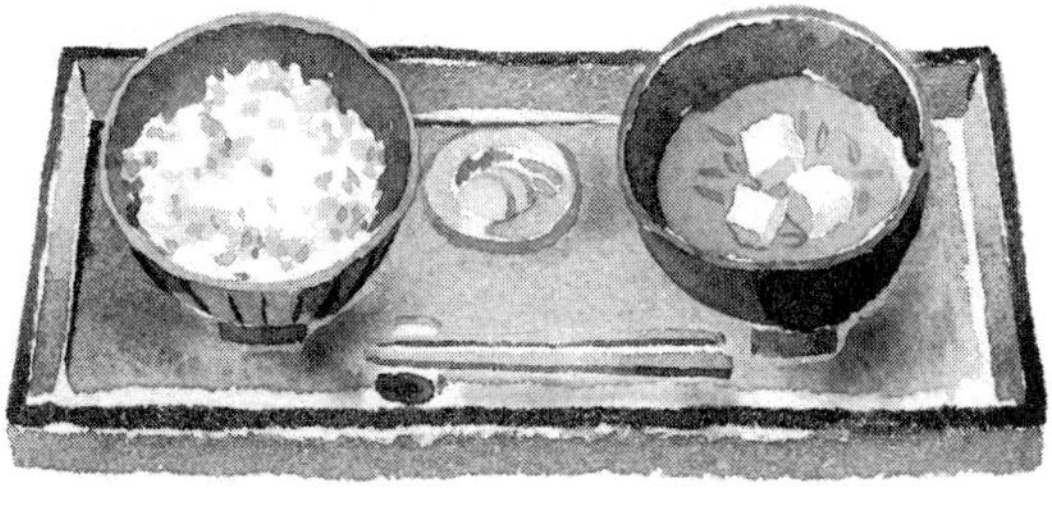

簡単な朝ご飯。一汁と香の物。

私の朝ご飯などは一汁のみ、つまり、ご飯と味噌汁、たまにお漬物だけです。味噌汁だけの時もあれば、何も食べないこともあります。

朝のお汁はさっぱり（陰性気味）と、キャベツなどの野菜にわかめや麩など、具は少なめで薄めの麦味噌仕立てにします。朝は手軽さが肝要ですが、もし何か必要であれば、茹でた葉物と海苔の割り醤油和えや納豆などでよいでしょう。

お昼はお弁当を用意しましょう。夜は具だくさんのお汁でおかずを兼ねれば、青菜とひじきの白和えにたくあんと梅干を添えればもう充分です。その時は和え衣にお豆腐と味噌を使い、お汁はお醤油かお塩で味付けをしましょう。重なっても構わないのですが、楽しみのためと、なるべく自分の生活の幅を広げたいと思うからです。

味付けの塩、味噌、醤油を献立の中で使い分け、同じように汁の実、おかずの野菜と海藻の種類が同じものばかりにならないように工夫するだけです。

先ず得意なお料理をいくつか作って慣れて下さい。そうすれば慌ただしい朝食や、帰宅したばかりの夕食の準備にも対処しやすくなります。

同じ白和えでも、豆腐の扱い方一つで陰陽の度合いは異なってきます。単に水を切るだけで使う場合と、茹でたり蒸したりして水を切る場合とでは味も食感も違います。和える具の選択によっても違いが出ます。お浸し料理が好きな人は、様々な具材を色々試すことができますし、張ったお汁に葛粉でとろみをつけることもできます。野菜の切り方によっても変わります。

マクロビオティックの教室でもレシピ本でも、常備菜を必ず紹介していますから、それを数日分と考えて、取り合わせる汁やおかずを工夫して、さらに簡単に種類を増やすこともできます。

難しく考える必要はありません。慣れていただきたいのです。その時その時の必要に応じて、柔軟に対処するのが正しいやり方です。

人体の生理に合わせて、朝は軽く立ち上がりやすいお食事を、活動の多いお昼は多めに食べてよいでしょう。夜は一日の充足感が必要ですが食べすぎないように、ということを考えて献立を決めます。

それで必然的に、味付けについては朝の食事は薄めに、昼の食事は水気を多めに、夕方の食事はやや濃いめにと、自分の好みの中で変化をつけてよいのです。季節についても同じで、春夏はさっとでき薄味のもの、秋冬は煮込んだものが多くなります。

油を頻繁に使うのはあまり感心しませんが、現代人は揚げ物が大好きなようですから、最初の内は野菜を揚げ物にしたり、マクロビオティックの加工食品、例えばコーフウ（小麦たんぱくを肉状に加工したもの）のカツレツ、レンコンやひき肉の食感を持つ高キビのハンバーグなどを利用したりしてもよいでしょう。もちろん自分で作る時間と余裕があれば、それにこしたことはありません。都会の方はマクロビオティックのレストランを利用してもよいでしょうが、田舎ではなかなか難しいので、そんな場合には、マクロビオティックの加工食品を上手く利用して、一息入れるのもひとつの方法です。

幾品もおかずを用意するのに手慣れた方は、腕前を十分に発揮していただいてよいのです。そういう場合は主食と副食のバランスが問題となりますが、たくさんごちそうを食べる習慣がついていますから、最初の内は蕎麦や稗、キビなどの穀類を上手におかずに組み込んでお料理をするとよいでしょう。そのために「マクロビオティック標準食」（52頁参照）と割合について勉強して、食事のバランスを大まかに理解して下さい。そのうち自ずと道が開けて来るものです。

マクロビオティック料理の基本は家庭料理です。毎日食べるものが自分を作るのですから、お料理は自分の設計をしていることになります。そのことを忘れないで少しずつ変えて行くようにしましょう。

毎日の料理と食べ方の心得

料理は食材を食べ物に変える過程ですが、食材に対する料理人の心の有り様が料理の質に関係します。同じように料理を食べる人の心の有り様が、体内に取り入れられた後の食べ物の質に関係するのです。そういう意味で、料理と食事は完全に一続きのつながった行為ですし、料理と食事の心得は全く同じものになります。

人間の食事は食べ物の命を絶つ調理の段階に始まることを忘れないでください。このことは、全ての人が調理にかかわらなくとも関心を払うべきことなのです。

1. 食べ物（食材）に感謝する（丁寧に心をこめる）。
2. 食べ物の来し方、つまり食べ物に携わった人々と環境の全てに感謝する。
3. 食べ物の未来、つまり自分の体に変わることに感謝する。
4. この食べ物をいただく（料理をする）幸せに感謝する。
5. そして、よく噛むことを忘れない。噛むことが感謝の証です。

噛むという行為は、進化の過程で哺乳類以降、草食系の特徴です。肉食系は原則として引きちぎり丸呑みです。草食系も食べ物によって大きくアミロース系とセルロース系とに分かれます。アミロース系が咀嚼の仕組みを作り、セルロース系がそれをさらにすり潰し反芻する仕組みを作り上げました。

アミロース、すなわち炭水化物を消化するのがアミラーゼという消化酵素で、その分泌腺が唾液腺です。炭水化物を食べるようになって新しい消化機能、つまり唾液（アミラーゼ）の分泌が口に付与されています。噛むことが運命づけられているといってよいのです。私達は噛まねばなりません。噛むという行為は穀類を主食にする生き物の条件なのです。

お付き合いや外食には

社会は、およそマクロビオティックとかけ離れた食の原則によって動いているような感じがします。

以前よりはずいぶんと変わってきたなとは思いますが、マクロビオティックを始めると、外では食べるものを見つけることが困難になります。一時期のBSEの牛肉騒動の時は、これでお肉志向が少しは変わるかと期待しましたが、社会の対応ぶりにはなんといったらよいのか、戸惑ってしまいます。

マクロビオティックは今ある産業構造、経済構造をひっくり返す危険性があるので、マスコミで宣伝してもらうことは少なかったのですが、国民の健康が脅かされてきているという現実に目をそむけることはできなくなってきました。それを良いことに、逆手にとって種にしている番組もありますが、体系的に説明することはなくて、あれが良い、これが良いという商品の販売戦略が見えてきます。

外食でも「まし」なものを選んで、少し食べるしか方法はありませんが、ご心配はいりません。マクロビオティックでは少食が原則ですから、出かける時は一日1〜2食にすればよいのです。

子供連れれは手作りおにぎり弁当にしましょう。それからお店でも省いてほしいものを遠慮なく言いましょう。そばつゆのお砂糖は無理にしても、付け足す種類のカレーソースのクリームなどは省いてくれます。そういった主張をすることが、案外世の中を変える早道かもしれません。企業は世の中のニーズには敏感なのです。

何とか乗り切る方法を考えるのも、頭の体操と思ってやってみましょう。私も外出時はなるべく食べないようにしていますが、前述の天然の塩を携帯して、一粒おそばなどのつゆや、お汁に入れています。お付き合いなど、どうにもならない時は覚悟してお楽しみください。たかがそれくらいで死にはしませんし、建て直しは可能です。それがいやならしばらく「飢えてみる」のもよいものです。

【例えば昆布を選ぶ】

身近に利用されている昆布には３種類あります。１．真昆布と利尻昆布、２．羅臼昆布、３．日高昆布です。最近は昆布の養殖が行われていますが、昆布は元々動きまわらない性質の植物ですから、魚類の養殖とは基本的に異なった性質を持っています。それで昆布については天然か天然でないかよりも、採取場所と採取後の処理方法に注意する方が実際的だと思います。昆布に限らず自分の食べるものについては各自がそれぞれ調べて納得のいくものを選ぶことが大切です。

毎日の出汁昆布用には、「ケンコー」社の真昆布が私の好みです。以前は全草のものがあってそれを利用していました。とても美味しい出汁が取れたのですが、今では手に入りません。とても残念ですが、次選として同社の「刻み出汁昆布（日高昆布）」を利用しています。自分の視覚と味覚、そして嗅覚でその都度選択をしていくことで、段々と自分の感覚を鍛錬することができます。

料理をする上で嗅覚はとても大切です。食材と調理器具を嗅覚でも選んでください。食材についてはいわずもがなですが、調理器具のにおいは食材に移ります。金気、プラスチックなどの調理器具用材の臭い等、注意深く取り扱ってください。折角のお料理を左右する原因の一つです。そしてもう一つ、聴覚も澄まして下さい。金気の物を接触させることは、金気の臭みを増すことにつながります。調理道具や食器の打ち合わせられる騒々しい音は料理人の頭を混乱させます。茶道の巨頭、千利休の道歌の中に、「重きを軽く、軽きを重く…」取り扱うようにというのがあります。これは人間の仕草すべてに当てはまると思います。お台所でも心得の一つです。

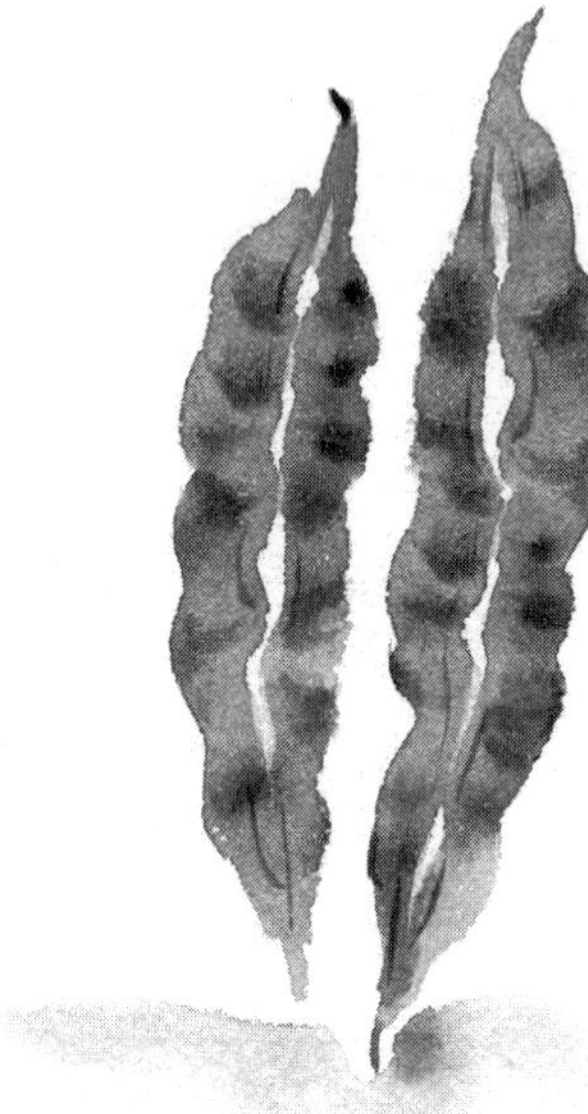

簡単レシピ
数量は目安です

【出汁について】

■ 椎茸出汁

水 500ccに干し椎茸を、大きさによって1～2枚入れ、冷蔵庫に入れておきます。椎茸出汁は基本的に火を入れる料理に使います。急ぐ場合は水から弱火でことこと 15 分位煮出します。

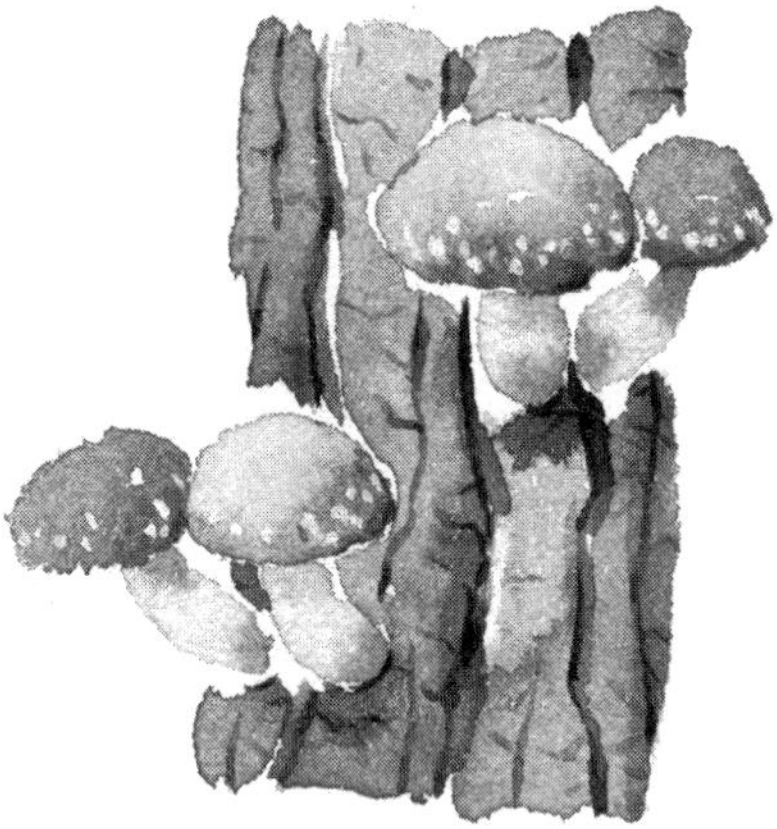

■ 昆布出汁

水出し＝昆布小片５枚を 500ccの水に２時間以上つけておきます。寒い季節は長く、暑い季節は傷みやすいので冷蔵庫で保管します。繊細なお料理用に使います。

煮出し＝水出しと同量で、弱中火にかけ沸騰寸前に昆布を取り出して火を止めます（**一番出汁**）。

二番出汁＝一番出汁を取った後の昆布に、ハサミで昆布の繊維に直角に切り込みを適当に入れます。鍋に入れ水から中火で煮出します。沸騰したら火を弱めてゆらゆら 10 分煮出します。昆布を取り出して火を止めます。

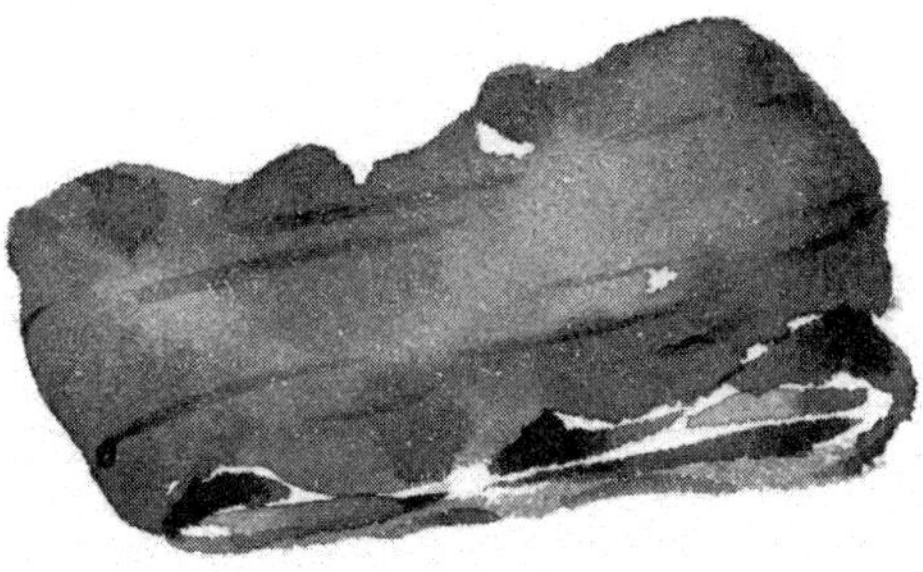

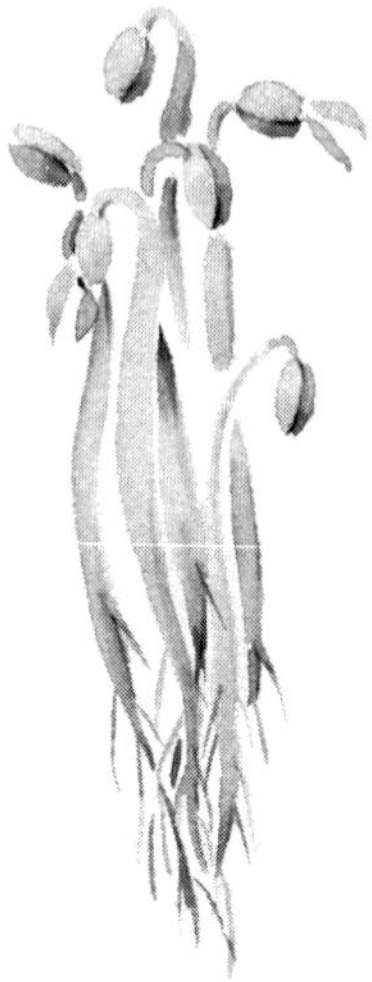

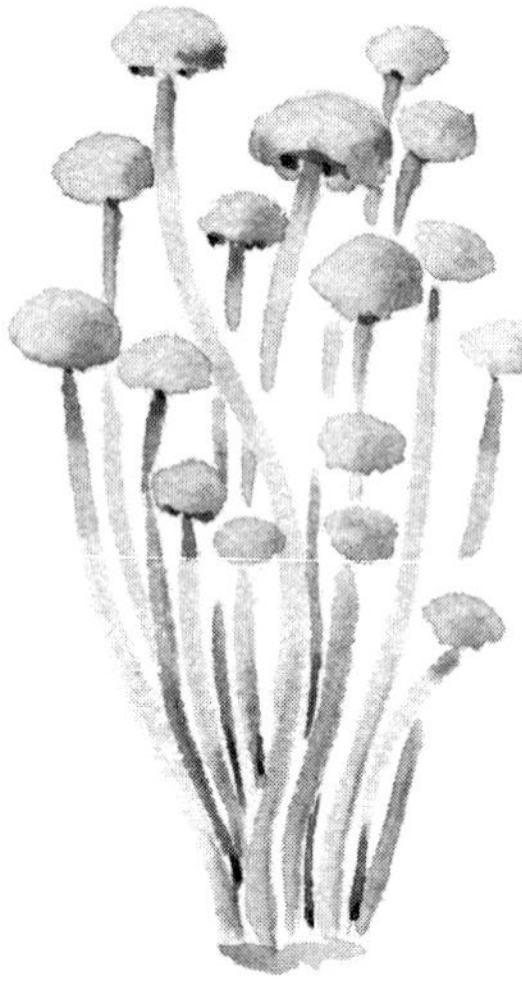

根つきもやし

エノキダケ

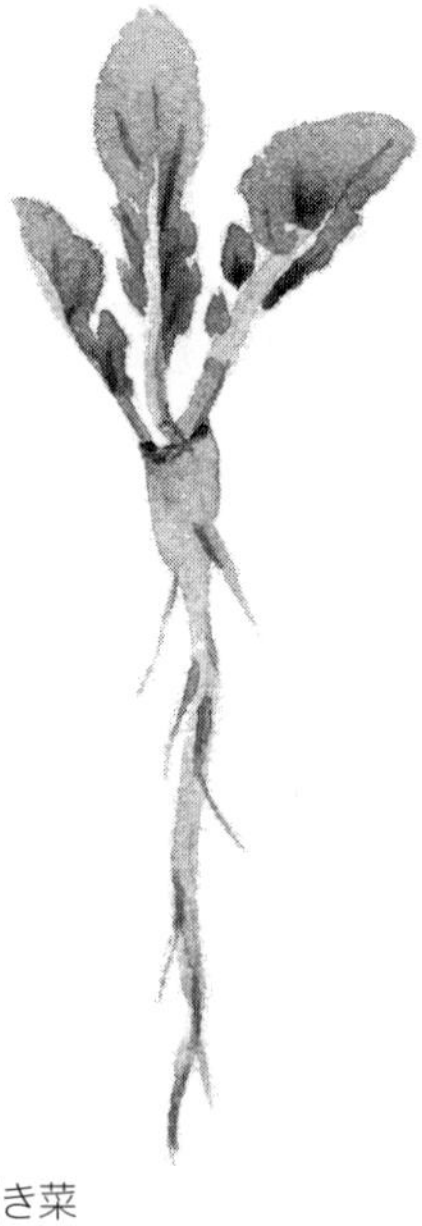

根つき間引き菜

＊マクロビオティックでは、キノコ類は陰性度が強いため、通常乾燥させて使います。キノコ類は簡単に乾燥させることができるので、自分で用意するのも楽しいものです。ほぐして小房に分けざるに広げて十分に太陽に当てるだけです。生の状態より濃い出汁が出ます。家庭で簡単にできますから、エノキダケはもちろん、舞茸やしめじなど、炊き込みご飯などにも利用できます。

■ 合わせ出汁

昆布と干し椎茸を同時に入れて出汁を取ります。時間に余裕がある時は、例えば一晩冷蔵庫に入れます。時間が無い場合は水から弱火で煮出して、先ず沸騰寸前に昆布だけを取り出し、椎茸を 15 分位煮出します。

いわゆる **“精進出汁”** です。

＊単独にそれぞれ取ったお出汁も通常昆布出汁３に対して椎茸出汁１位の割合で使うことが多いのですが、その割合は材料との相性を考えて決めます。

■ その他の出汁

切干大根＝戻し汁、茹で汁ともに美味しい出汁になります。

エノキダケ等のキノコ類＝料理の隠し味になります。忙しい朝や、マクロビオティックへの移行期に汁の実に少し使うと味の不足を補います。

根つきもやし、根つき間引き菜＝根っこから美味しいお出汁が取れます。

ごぼう＝ごぼうは独特の風味を持った素材です。ごぼうと醤油の組み合わせは“すき焼き風”です。

かつお節の出汁＝湯を沸かし鰹節を入れ、火加減を弱火に落として数秒間煮ます。火を止めかつお節が沈んだら濾して使います。長く煮立たせると臭みが出てしまいます。マクロビオティックではほとんど使いません。

【野菜の茹で方】

❶ マクロビオティックでは茹でたものを水にさらしません。余熱でさらに火が通ることを見越してざるにあげます。

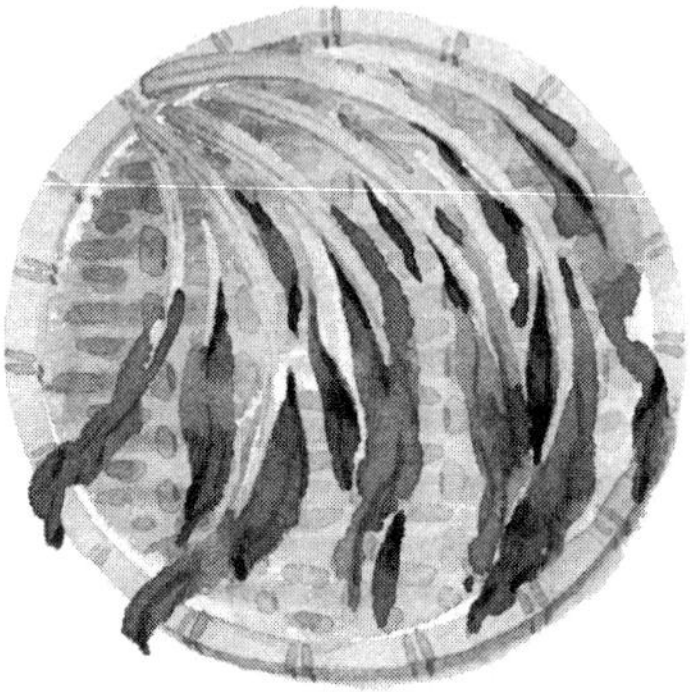

❷ 青物は色褪せしないように一般的には水にとりますが、盆ざるに広げて早く冷まして下さい。竹製のざるがお勧めです。

❸ ブロッコリーなど、水気を絞ることができないものは、特に茹で湯の塩気に注意することが必要です。それは「塩気が適切だと水切れがよい」からです。塩が足りないと水っぽくなり、多すぎると塩からくなってしまいます。ブロッコリーのおいしさは茹で方次第です。

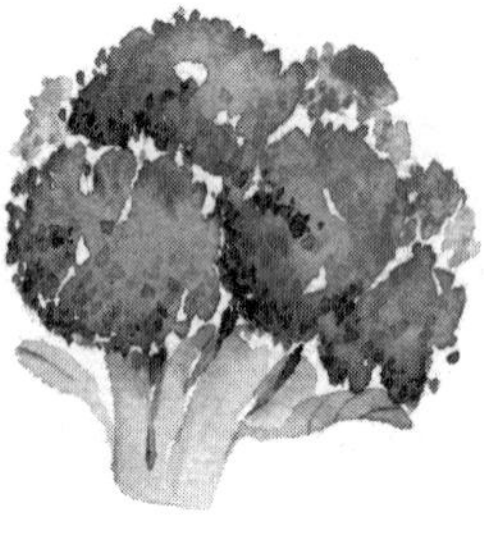

【購入ガイド】

■ 主な自然食品通販取り扱い

① マクロビオティック － マルシェ http://www.macrobiotic-marche.jp
② オーサワジャパン http://www.binchoutan.com/ohsawa/
③ 正食協会オンラインショップ
http://www.macrobiotic.gr.jp/macro_shop/
④ ポラン広場の宅配 http://www.biomarche.jp
⑤ 宮城県有機玄米 http://www.okomenavi.jp/sale/kimura/
など多数の農家あり。
⑥ 最近の百貨店によっては、かなり質の良い商品を扱っているところもあります。また各地域によいお店があると思います。

■ 本文に出てくる「自然食品和み」

（有）トキ・自然食品和み tel:0950-23-2566 fax:0950-22-5529

取扱商品

* 自然海塩・塩天華、自然塩・イキな塩
* ばっ気装置（本文の『ぶくぶく装置』）
* 植物性カルシウム（農薬等の中和用）
*「リフレッシュ塩浴法」用（アルカリ塩、弱酸性塩、弱酸性水の素）
* ハーモナイザー
（携帯電話の有害電磁波を軽減するため充電器につなぐもの）

■ 浄水器

浄水器についてはマクロビオティック団体もそれぞれ取り扱っています。電気器具店などでも扱っていますので、性能など説明を受けて選んでください。

マクロビオティック標準食(温帯性気候用)

【例】
玄米、大麦、雑穀、オート麦、
とうもろこし、ライ麦、小麦、蕎麦
麺類、パスタ、全粒パン

【例】
味噌や醤油で味付けした
味噌汁・おすまし等

【例】
地場産、有機農法産の
根菜・円形野菜・葉菜

【調理法】
蒸す・煮る、炒める
煮込む、漬ける、生

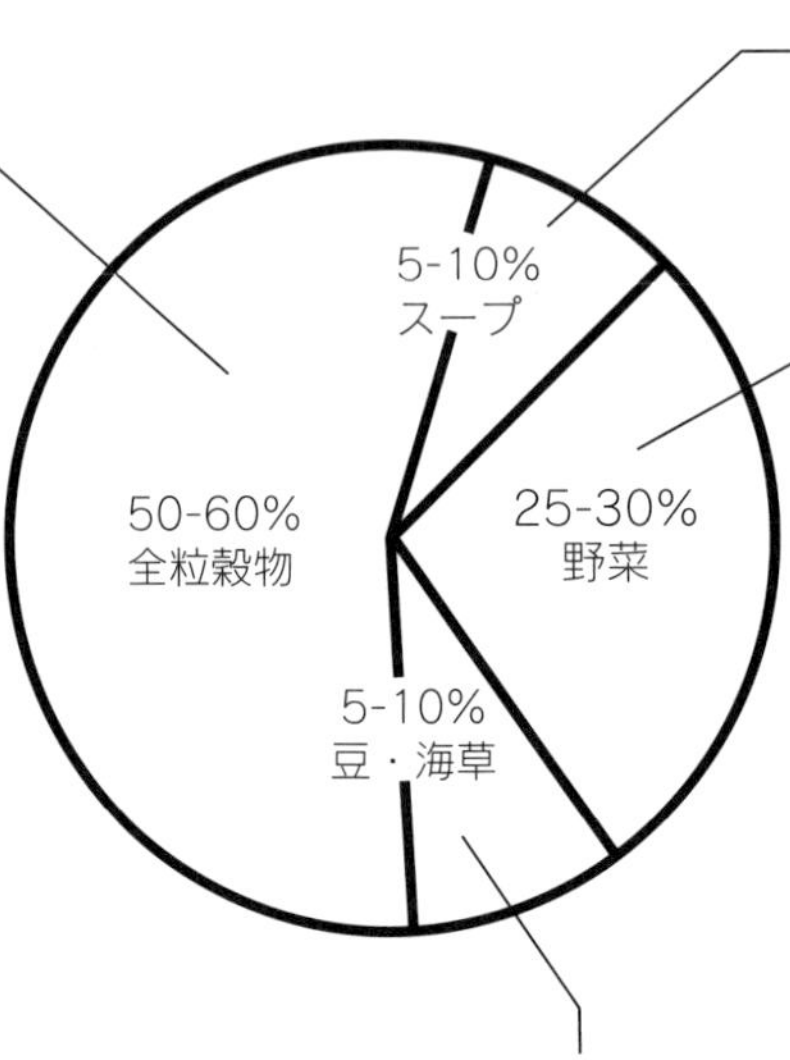

【例】
小豆、ひよこ豆、レンズ豆、豆腐・高野豆腐、納豆、海苔、わかめ、
こんぶ、あらめ、ひじき

時々いただくもの

魚介類、季節の果物、木の実、種子、スナック
甘味／麦飴、米飴
デザート／自然の甘味

毎日いただくもの

調味料、卓上菜（例／ごま塩・梅干・ゆかり・青海苔・鉄火）
漬物／ガーニッシュ（つま・薬味）
刺激のない飲み物、芳香性でない飲み物

Part-2

食とは何か

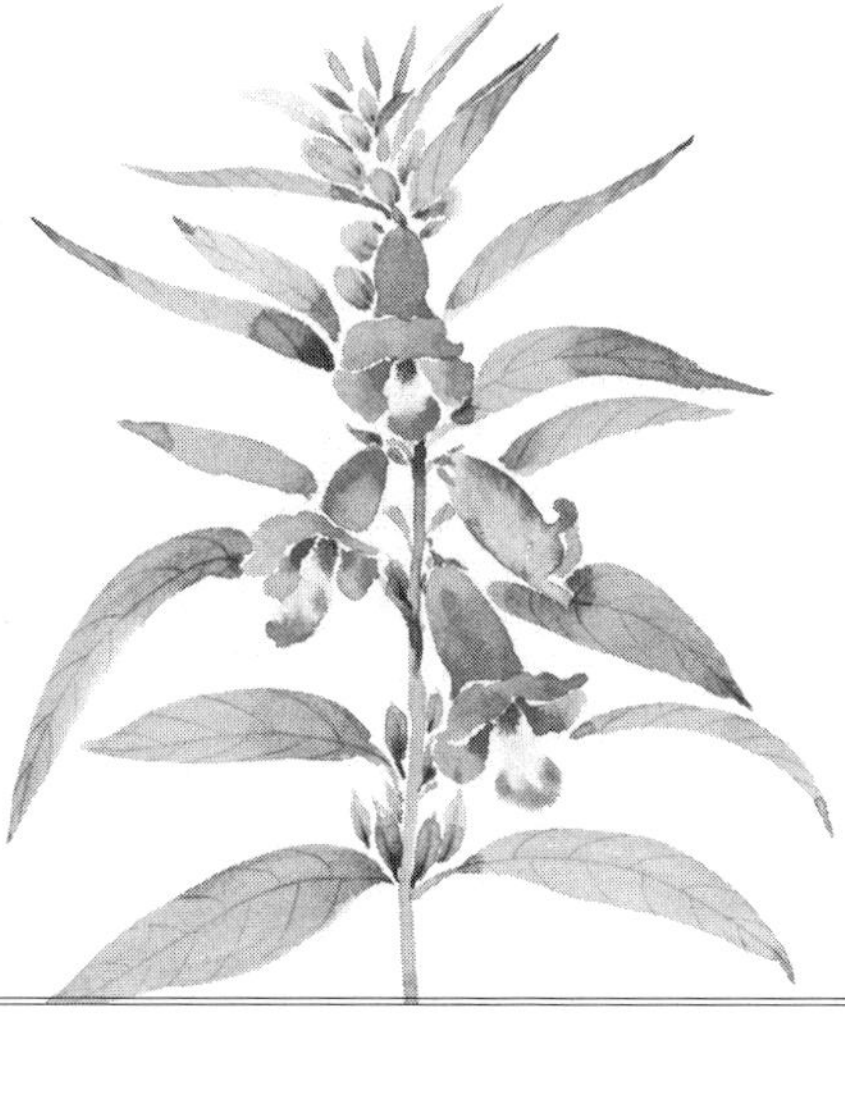

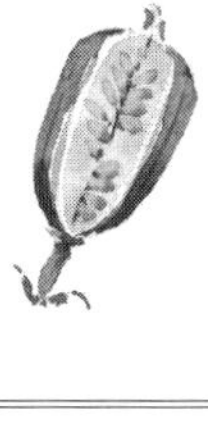

「食べる」ということ

そもそも「食」とは一体何でしょうか？

マクロビオティックを実践している方もそうでない方も、一度は「何で食べるのだろう？」と自問したことがあると思います。

「今更そんなこと言っても食べなければ死んでしまう」という言葉が返ってきそうですが、地球上には食べて生きるものもいれば、食べられて死ぬものもいます。あるいは食べたが故に死ぬものもいます。

食という行為が生死と密接に関わっていることは自明の理ですが、マクロビオティックを人生の指針にしようとするなら、食というものの本質を考えないまま通り過ぎることはできません。

私達が毎日当然のように繰り返している食べるという行為、これが私達の世界で生き続けること、あるいは在り続けることそのものを意味しています。

通常「朝ごはんを食べる」とか「お菓子を食べる」とか言います。水やジュースは飲みますし空気は吸います。この言い方は食べる物の形状によって分けているだけで、食べるとは要するに体の中に取り込む行為です。そして取り込まれた食べ物は、次の「消化」という機能に引き継がれます。

では消化とはいったい何をしているのでしょうか。消化とは字のごとく、そのものの姿を消して、違うものに化かすことです。つまり食べたものは、食べた人の身体のどこかに化けるのです。その化かす機能を消化と言い、化かす力が生命力です。だから生きているものは皆食べるのです。「外なるもの」をいかに「内なるもの」に変えるか、これが消化の機能であり、生命そのものの宿命的課題です。

外なるものを取り入れることができなくなった時が、生命の終焉です。食べるということは外のものを取り入れることであり、それが生き続けるということであり、死は心臓死でもなく脳死でもなく、食べられなくなることで起こります。

「食べる」ということは「取り入れる」そして「生きる」ということと同じであり、また「変わる」ということでもあります。つまり、この世は食べるという行動によって変化しているのです。生物、無生物に関係ありません。無生物である岩石も熱や風、水などの力作用を取り入れて風化していきます。有形、無形、これも関係ありません。色のついた煙や温度の違う水を混ぜ合わせると中間のものに変化します。他者を自己に取り入れたり、自己を他者の一部にしたりして変化していきます。言葉の意味を広げれば、すべてものが食べたり食べられたりして変化していきます。これが私達の生きている宇宙の法則です。

私は私の食べたもの

地球上にある生命体はあらゆるものが食べて生きていますが、生命の起源において食というものはどんなものだったのでしょうか。

私達生命体の起源は、細胞質が膜でテリトリーを囲って自分を識別した時に始まります。原初の環境条件の中で発生した、境界を隔てる膜を持つ細胞体は、原始的な粘液状のものだったと推測されています。その時の意識はただ一つ、自己の範囲（自分）と自己保全です。努力をしなかったものは残っていないのですから、地球上のあらゆるものは自己保全の努力をするものです。生命と考えられていない物質も自己保全の力を持っています。火の上の熱いフライパンに落ちた水でさえ、自己保全のために結球するのですから。

この変化する世界での自己保全にあたって、その取り込み方、つまり食べ方には二つの選択しかありません。自分と同質なものを取り込むか、自分と異質な外界を取り込むかのどちらかです。つまり共食いか共食いでないかのどちらかです。無論自分はその異質な外界から発生したものですから、とどのつまりはみな共食いといえるのかもしれません。

同質なものを取り込んだ場合は、粘液状ですから外見は合体したように見えます。この場合はどっちが食べたのか食べられたのか分かりませんが、どちらかが他者を溶かして取り込んだのです。結果は二つ、自分が残るか、他者が残るかです。

他方異質な外界を取り込んだ場合の結果も二つありました。自分が必要なものを選択的に取り込んで生き続けることができるか、失敗して外の環境条件に還元してしまうかのどちらかです。この条件は今でも生きています。私達は安全なものを食べれば健康であり、毒を食べれば病気になったり死んだりするのです。

単細胞時代は、いわばオール・オア・ナッシングの時代です。あなたが私になるか、私があなたになるかのどちらかです。食べたものが生き残りますが、食べられたものは食べたものの中身になります。食の意味はここにあります。桜沢先生や久司先生が言われるところの、「私達は私達が食べたものである」という意味が単細胞を考えると、ものすごい迫力で迫ってきませんか？

私達ははるか38億年の時を経て、安全の確保を図り今のような複雑な人体を作り上げました。しかし、この単細胞時代の機能は、そのまま消化吸収や免疫細胞の機能として体内に持ち続けています。例えば、腸壁の細胞は、同じように腸内という外界から自分の内側に食べ物を取り入れています。白血球などの免疫細胞は、異物を消化することによって無害化しています。そうやって、私は昨日の私とは違って存在しているのです。私は私が食べたものであり、あなたはあなたが食べたものです。

＊なお、地球の歴史における発生や進化の年次については諸説あります。本書では地球の形成を46億年前、初めての細胞が太古代に出現したのを38億年前という説に従っています。

進化の中の食

マクロビオティックを学び始めると、私達の進化とは一体何であったのか、という問題をクリアできると思います。進化とは環境と食の変化によって、私達が変化してきた筋道であることをマクロビオティックは示しているからです。

その進化過程では、突然新しい種や遺伝形式、行動様式が、いわゆる神の意思と形容されるような何か特定の目的をもって現れることはなく、最初の機能やシステムを踏襲しながら、援用したり代用したり、あるいはその力や成分を、他の何かの必要なものに作り変えたりしていることが分かります。

私達は生命の誕生から、はるか38億年の生命の生活の仕方を自分の体のシステムとして持ち続けながら、今という進化過程を生きています。

生命の進化としては、自分という存在の認識として初めに自分か自分でないかのテリトリー的識別があり、次に存在保全の意識としての食行動が各段階で発生しました。

そして進化の歴史の中で、狭義の共食いがはっきりとタブーになったのは、魚類から爬虫類の間のどこかだろうと思います。つまり産む子の数が決定的に少なくなってからなのです。子の数が少ないということは、共食いを許せば絶滅してしまいます。それ以上に保護すら必要になってきて、育児行動も始まったと思われます。共食いの世界に親子の認識はありません。

親子の感情は共食いと絶縁した証しです。

食と生殖は同じ起源で、存在の保全のため、つまりどちらも生き続けるための行動なのです。食の結果生殖が起こり、生殖のために食があるのです。

生殖は自己保全の一つで、この地球上で可能な唯一の時間の巻き戻し方法です。マクロビオティックでいう陽性が陰性にターンするその時に戻ることと同じです。ですから発生は人間でいえば38億年を繰り返すのです（系統発生）。

地球も含めて、物質は無限の力が陽性化する過程に出現し、陽性化の究極で陰性化が始まりました。

陽性の地球の究極は灼熱のコアですが、そのコアはドロドロに溶けたマグマです。究極でその形状はすでに陰性化しています。なぜ

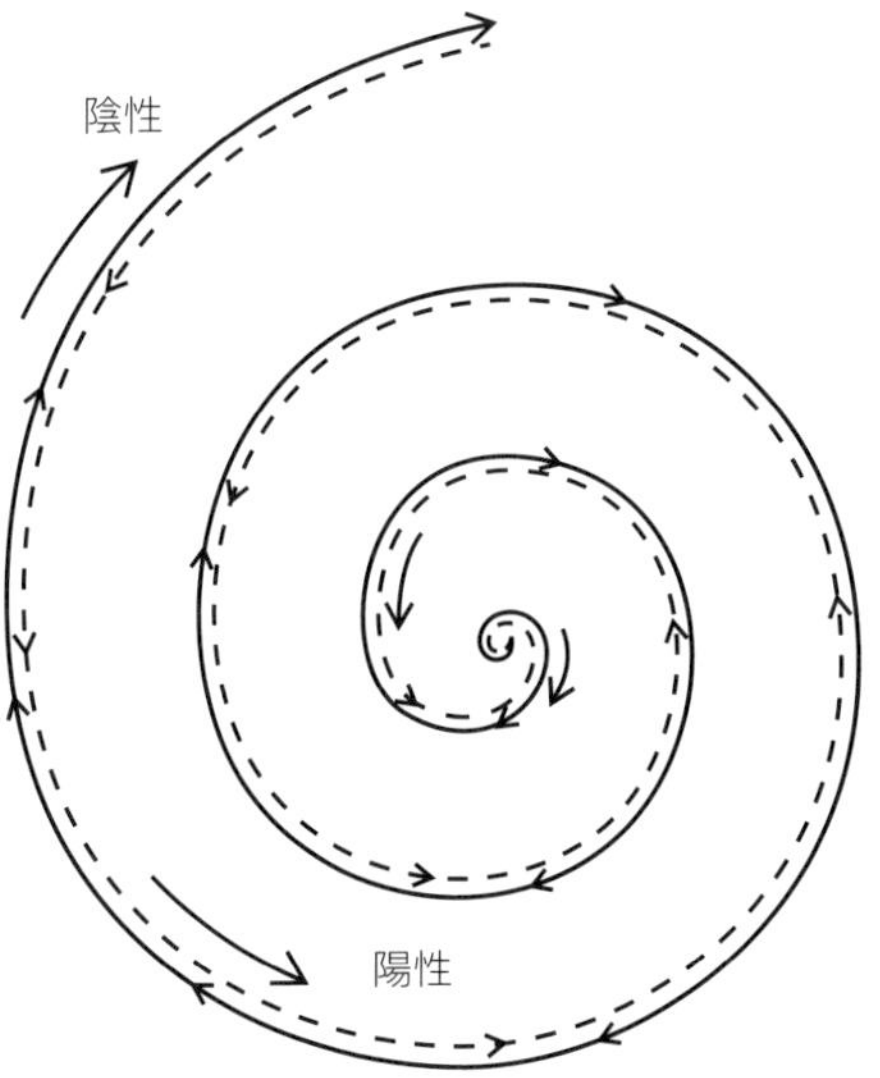

陰陽はいつも同時に存在し、組み合わさって発現します。陰陽は同じ無限の力が方向の違いとなって現れたものです。陰陽の二つの方向を持つ力も、更に分解すると、それぞれが進行方向と垂直の方向に取り巻く力、例えば電気に対する磁気のような関係の力を伴っています。それは私達の宇宙の力が持つ性質の現れ方で、それによって様々なものの陰陽の度合いと性質が決まっているのです。

陽が陰に変化するのかといえば、それはいつも陽と陰がセットになっている無限の性質を受け継いでいるからなのです。陽の局面が現れている時も、陰は見えない力となって同時に存在し、その性質を決定しています。

陽性の力が大きくなればなるほど、大きな陰性の力が発現してきます。そして陽性化の究極の時点で、その性質を陰性化へと転換させます。それを具象化しているのが地球のコアです。コアは重金属の塊ですが、溶解炉の鉄鋼のように溶けているのです。地球の最も内奥部が最も陽性ですが、その形状は陰性化しています。

地球は陰性化へとターンした状態にあり、私達地球上の生命は地球と一体ですから、みな陰性化へと方向付けられて生きています。つまり私達は個々の立場でも老化という陰性化をすすみ、地球の生命という全体的立場でも種の老化（陰性化）を方向付けられているのです。

こうしてみると食べるということは全てのものが持つ「いつまでも」という自己保全の夢、つまり陰性化（生物でいえば死）をとどめようとする夢を実現させようという意思です。その意思がこの世の食の行動原理であり、それによって自己を変化させているのです。

ですから私達人間にとって「食べ方」というものは、陰性化という宿命のネジの弛ませ方なのです。

そしてまたこの体の陰性化とは別に、人間はもう一つの陰性化、精神界の陰性化（波動化）を具現しています。つまり現象界にある人体は、意識という精神界の人体を成長させていくのです。このことは人類が霊長類の長であることの証なのです。

身体は地球と一緒に絶滅するまで陰性化を繰り返し何かに生まれ変わります。花になったり、猫になったり、虫になったり、はたまた誰かになったり……。しかし、私の中で波動化され精神に昇華された陰性化物は、私が陰性化して死を迎えるまでの間に食べるものによって変化（成長）し続けるのです。

自分の思い方という陰性の食べ方によってもその変化は加速、あるいは減速されます。そして死後はもっと大きな繰り返しの中に変化していきます。そこでは、より大きなものに食べられることが望みです。あるいは残された子孫の送りつけるお供え物（祈り）が大きく広いと、大きな助けになるかもしれません。

さて皆様は一体何を食べたいと思われますか？

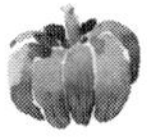

消化と同化

私達の日常の食事の現状はどうなっているのでしょうか。私達が取り入れた食事が消化吸収されたと仮定すると、それはまず血液成分になったり、あるいは血中に混ざったりして体の隅々まで巡回しながら、細胞の若い成分と老化した成分とが必要に応じて入れ替わります。

つまり新陳代謝が起こります。

栄養というと、私達は自分の体はそのままで、身体を動かす生命力というエンジンに燃料を補給しているような錯覚に陥りますが、実態はそうでなくて、エンジンの構造分子と燃料は一体不可分でその構造分子が燃料とともに入れ替わっているのです。ですから厳密にいうと、私達の身体は取り入れたものによって時々刻々変化し続けているのです。

その消化吸収に続いて起こる「細胞に取り入れる」過程で何が起こるかというと、それこそ「私」、つまり「自分の膜（境界）内である」というアイデンティティの受け渡しです。新陳代謝では単に部品の入れ替えばかりではなくて、自分の記憶の引き継ぎが行われているのです。不特定の細胞の材料が「私」という意識を持つのです。これが同化という作用の持つ意味で、あらゆるレベル、つまり固体、液体、気体、様々な波動（力）で同じようにいえると思います。消化というのは同化できるレベルまで小さくする機能で、同化できるレベルというのは、体内での移動と力の受け渡しが自由なレベルのことです。

食べ物が「私」になるのですが、「私」も食べ物によって変化させられます。「私」はかなり広い領域を持っていますから、つまり「私」は60兆個ともいわれてる細胞の集合体としての身体を持っていますから、その一部が変わってもなかなか変わったようには見えません。

しかし考えてください。赤ん坊の時の自分と今の自分は同じですか。子供の時と青年時代、壮年時代、老年時代、みな同じ「私」ですが、身体は同じですか。「私」というアイデンティティティ、つまり記憶だけが引き継がれているのです。私という性質だけが受け継がれているのです。血液型、遺伝子情報、顔や形、そういった記憶に関するものだけが引き継がれているのです。

材料的にいうと私達は全く別のものに生まれ変わっています。桜沢先生は七年で私達の身体は完全に入れ替わると言っておられます。厳密にいうとその記憶の発現の仕方も変化させられていくのです。その証拠にどんな善人でも極悪人でも赤ん坊の時はみなかわいいものです。

確かに遺伝子学の研究が解明しているように、赤ん坊の時にも隠れた傾向は遺伝子という記憶として持っているかもしれません。でも「氏より育ち」という諺が示すように、育ち方によって全く違った人生を歩むようにな

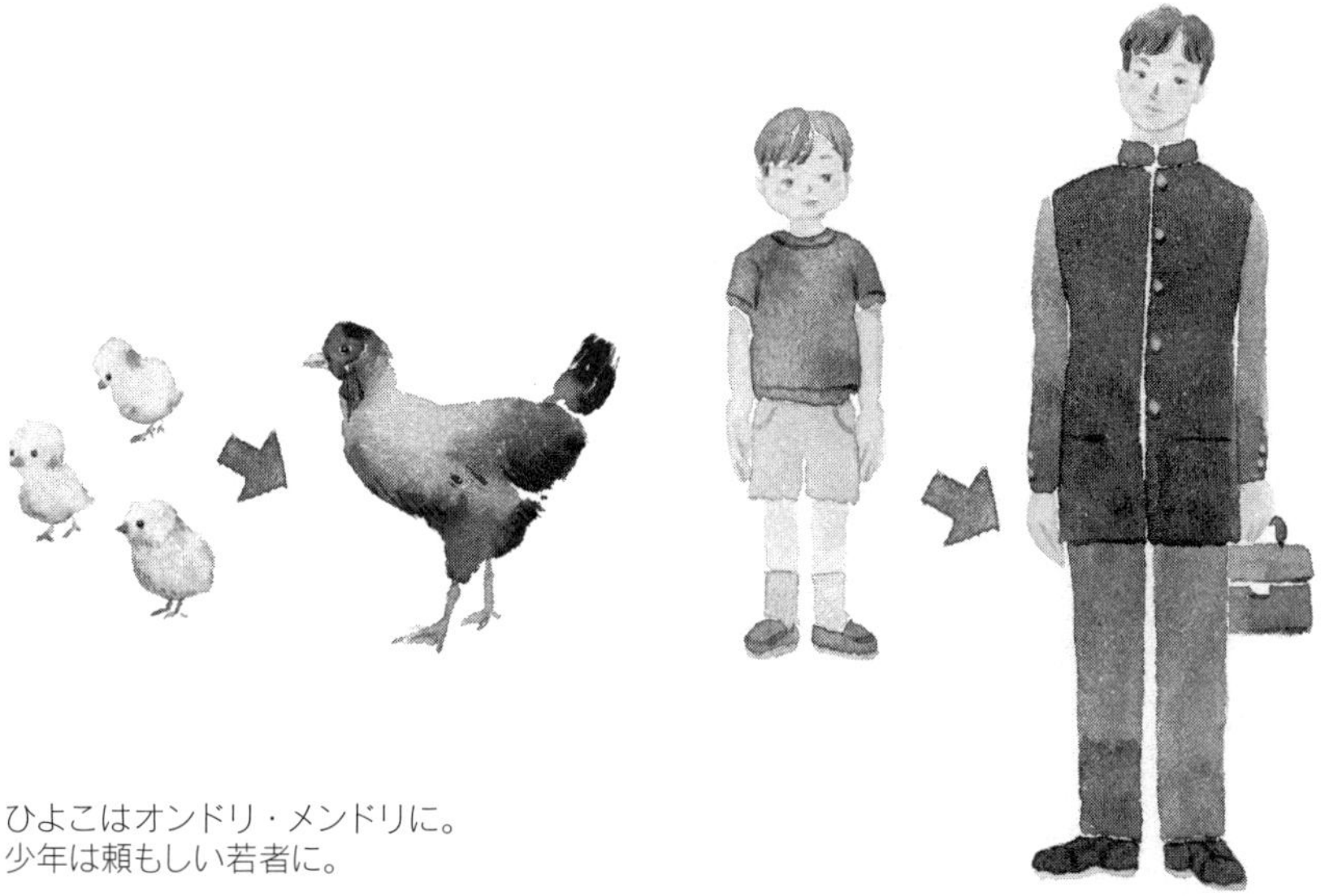

ひよこはオンドリ・メンドリに。
少年は頼もしい若者に。

ります。

食べ物と思想

家族や民族の記憶も食が大きく関係しています。

伝統を引き継ぐためには、食習慣を引き継がねばなりません。また、昔の人々の思想を正確に理解するためには、昔の人々と同じものを食べる必要があります。思想の性質に似通った性質を持つ食べ物を食べる以外に、その思想を完全に理解する方法はありません。

思想というものは、想念ですから形のない作用です。観測すると、波動として計測されるものです。

波動というと何か特別な感じを持たれるかもしれませんが、すべての物質は波動を放射しています。元々波動から物質はできており、その物質の性質はその波動によって決定されているのです。

波動はすべての動植物、生物、無生物が持っているもので、食行動においてもその波動を受け止めて食べられるか食べられないか、直感的に決定されてきたのです。それによってまた危険を回避してきたのです。

　そんなことは信じられないと思われる方も、物質の最少単位の原子が回転運動をしていることは、もう常識として受け入れられていることはご存知のはずです。物質が回転すると力の作用が生じ、その作用は波動となって展開していきます。ですから私達も波動を放射しています。その波動がその人の思想であり、意識であり、雰囲気であり、性質です。

　波動は回転している物質によって大きく異なってきます。つまり私達の身体の構成要素の性質によって異なっているのです。その構成要素は私達が食べたものであり、父母が食べたものです。これで食べ物が私達の考え方や思想そのものに影響していることが理解できると思います。

　同じ波動は同じ考えとして意識に上ります。似たような波動は共鳴しやすいので、共鳴すると似たような想念を起こすことになります。また波動は異なった種類の波動に遭遇すると、物理的に干渉しあって新しい波動になってしまいます。

　従って思想を理解するには、その思想と同じ波動にならないと不可能なのです。波動の性質によっては、親和することは可能ですから、何となく分かることもあります。しかし全くそりが合わなくて、通過してしまうこともあるのです。「縁なき衆生は救いがたし」と嘆かれてしまうのです。

　これが精進料理という修行僧の料理が生まれた根拠ですし、民族性、国民性というものは、その地で取れるものを食べてきた人々が同じような波動を持つことになってできたものです。

類は類を呼ぶ

食べ物を変えれば、身体が変わるだけでなく考え方も変わります。またそういった内部からの変化ばかりでなく、外部から受け取るものも変わってきます。親和する、つまり近寄ってくる波動が変わってくるのです。「類は類を呼ぶ」とはそういうことを言っているのです。「親和する」ということは波動レベルで「食べること、あるいは食べられることができる」という意味です。過去という記憶の世界や、未来という希望の世界はそういう波動のみの世界で、過去や未来に属することを理解するためには、波動と親和しなければならないのです。

理解するということは自分の波動を共鳴させなければ成り立たないのです。そして自分の身体細胞の原子レベルでの回転運動がどのような波動を放射しているかにかかっていて、当然ですがそれは自分が何を食べるかによって決定されるのです。

非常に現実的な話題を一つ考えてみたいと思います。世間を騒がせているインフルエンザですが、インフルエンザに罹るということは一体どういうことでしょうか。自分がたまたま触れた所にウイルスがいたから罹ったのでしょうか。表面的にはそうかもしれませんが、本当はそれだけだとは確定できません。

マクロビオティックの見地からすれば「ウイルスと波動的に親和したから」と考えること

ができます。これには次の三つの事実が含まれています。そしてこの三つの事実は多くの場合、同時に存在することになります。

1．外部からウイルスが身体に侵入して増殖する。つまりたまたま侵入した場所の細胞や環境がウイルスにとって食べて増殖しやすかった。ウイルスにとって餌となるものだった。

2．ウイルスはそこに餌があることを感知したから侵入した。つまり身体の発する波動がウイルスの発している、あるいは探している波動と適合したためにウイルスを引きつけた。ミツバチや蝶がそこに蜜や花粉があることを感知するのと同じです。

3．そこの細胞自体が還元過程に入った。つまり細胞が崩壊し始めて、前の階層に属するウイルス様細胞となった。多細胞生物が一体どういう力で維持されているか、お考えになったことがありますか。その力が無くなったらどうなるか、お考えになったことがありますか。先ず単細胞になるのです。生きている健全な多細胞が自然に健全な単細胞になることはありませんが、不健全な多細胞は不健全な単細胞になり、さらに分解還元して細胞以前の生物となるか無生物になるのです。どんなものになるかは発生の場の条件によりますが、いずれにしろそこにはウイルス様細胞とその餌とが同時にあり、ウイルスの住む場となるのです。

ここで気をつけなければいけないことは、マクロビオティックをしているから自分は安全だと過信しないことです。人間関係や家族のストレス、空中を飛び交う電磁波などの通信や家電製品の波動、大気汚染、水質汚染、食物の品質、良いと思っている自分の間違い、日々発受信している言葉や思い等々、現代社会を生きる私達はさまざまな条件の中で暮らしています。

インフルエンザにかかってしまった時は、謙虚に受け止め、その時こそマクロビオティックで養った体力と判断力をもって、その時最良と思われる方法で乗り切って下さい。

事実を受け入れることなく「こうであるべき」という金科玉条は大変危険です。危険だと判断した時には、緊急危機回避が得意な現代医学等に任せる機転も必要です。その選択こそがマクロビオティックなのです。

食あれば命あり

前述したように、マクロビオティックに沿った食生活をしている人々は、風邪やインフルエンザにかかりにくかったり、かかってもひどいことにならなかったりするものです。

それは第一にマクロビオティックの食事で作られた身体は細胞レベルで酸化しにくい性質

をもっていること、第二に同じことですが、健康な身体は生きる力に満ちているので、分解還元過程の生物の餌にはなりにくいことが挙げられます。

ウイルスはいても増殖しなければインフルエンザは発症しません。ウイルスは地球の生態系に絶対に必要なものです。この世にあるものは必ず何かを食べるためにいるのですから。そしてまたこの世のものはすべて何かに食べられるためにいるのですから。食べ物があるところに命は発生するのです。

地球の生態系は各階層の生物、無生物の重なりによってできています。全階層を貫く法則はただ宇宙の原理、「食の法則」です。食べ物があるところに生き物は住んでいるのです。『古事記』のイザナミノミコトのお話を、私達日本人は知っています。

イザナミノミコトは妻である自分を慕って黄泉《よみ》の国に迎えに来られたイザナギノミコトに「すでに黄泉の国の食べ物を食べたから帰れない」とお答えになりました。

イザナミノミコトのお体は食べ物によってウイルスやバクテリアの支配する世界のものに変性していました。食べ物によって住む世界が異なることを日本人は知っていたのです。

イザナギノミコトが妻を連れ戻すことをあきらめて黄泉の国からヒノモトの国にお帰りになろうとすると、黄泉の国のシコメが追ってきます。ここで感染地帯から清浄な地域に戻るためには、ウイルスの感染力から逃れなければなりません。

そこでイザナギノミコトは身につけておられる飾り物を投げられました。するとそこに葡萄の木が生えて熟した葡萄の実がなり、シコメは葡萄の実を貪り食べます。おいしい葡萄はウイルスの住む黄泉の国（還元世界）との中間地帯の食べ物なのです。そしてそこに自分の食べるべき物があれば食べずに通り過ぎることはできないのがこの世の生命の仕組みです。

イザナギノミコトは身についた黄泉の国の住民の好む食べ物を投げ捨て清浄になられてヨモツヒラサカに戸を立て、やっとの思いでシコメ、つまりここで言うウイルスを遮断されました。

ここから私達が学ぶべきことは、自分の身をウイルスの食べ物でないもので作らなければならないということです。やがてウイルスの食べ物となる飾りものを投げ捨てなければなりません。熟するということは炎症と同じ過程です。熟した果実は腐ってウイルスやバクテリアの餌となり土に還元して種の発芽に寄与するべき仕組みなのです。

私達は自分が生きている間はウイルスと無関係の身体を維持したいと思っています。万が一ウイルスにやられた時は自分の状態を理解して、多すぎる飾り物を捨て回復をはかればよいのです。自分の身体の細胞一つ一つの状態は毎日の自分の食事によって変化しています。生きている間は黄泉の国の食べ物をなるべく食べなければよいのです。

もちろん毒のようなタイプの人体が対処できないウイルスもいるかもしれません。実はイザナギノミコトが投げ捨てられたものから次に生えてきたものはタケノコです。タケノコは黄泉の国から生えてきたばかりの、マクロビオティックで言う陰性を発散して伸びていくものの代表です。発生したばかりのものは防御力が弱いのです。人間の赤ん坊も強い生命力は持っていますが、感染には弱いので母親から母乳を通して免疫力をもらって守られています。それでも長い間赤ん坊の死亡率が平均寿命の伸びない大きな理由だったのです。タケノコのようなものを食べすぎると身体を弱くしてしまいます。タケノコのようなものでできた飾り物も投げ捨てて、自分の身体の免疫力を高めなければいけないのです。

そしてまたイザナギノミコトが立てられたように戸を立てなければならない（防御がとりわけ重要な）場合もありますから、自己過信しないで日常の食事に気をつけるのはもちろん、手当法なども確認しておくべきでしょう。

マクロビオティックだから大丈夫と異常事態を放置するのは危険な場合があることを承知しておくべきだと思います。

精進料理って何のため

仏教界には僧侶の食事、「精進料理」があります。食の戒律はイスラム教やヒンズー教などさまざまな宗教にありますが、精進料理は戒律ではありません。あくまで精進をするためのものです。でき上がった料理の内容もさることながら、料理をするその作業や心構えが精進料理のもっとも大切な要素です。

私達が一般社会で「お精進」といっているのは法事用の食べ物ですが、精進料理は修行の一環で単に殺生をしないためではありません。天地の理を悟り、天地の理のままに料理をし、それを食べる自分も他人も、みなが天地の理のままに生きることができるように整えなければなりません。

精進料理は、「天地の理」という波動を受信するために人間ができる唯一のチューニング（受信調整）方法です。これはいい加減な修行僧にできる仕事ではなく、この世で最高の指導者の仕事なのです。

精進料理はそのような意味で最も優れた人間の文化だと思います。宇宙の真実を実践する自分の修行の場であるとともに、他の人々に対する「ともに真理へたどり着くことができる体にしよう」という慈しみです。

そういう精進料理は他者への奉仕のお料理でもありますから、マクロビオティックのお手本だと思います。ただ現代の精進料理の惜しむべき点はただ一つ、砂糖の使用です。もともと砂糖は高価なものだったはずですから、おのずと使用量は制限されていました。それに現代ほど精白されてもいませんでした。それをほんの僅か楽しんでも問題はありませんが、現代のように安い精白糖があふれているのでは厳しく自律しなければなりません。精進するどころか、波動を受け止める神経細胞が弱ってしまいます。

本来の素晴らしい精進料理を普及していただきたいものです。真の精進料理こそが最高のマクロビオティック料理なのです。

私はこの世の真実は「食の法則」と「繰り返し」だと思っています。

自分の身体を直視すれば分かりますが、身体の一つ一つの細胞が飽きることなく、取り込み取り捨てを行っている事実の上に、私達の一挙手一投足があり、形を見わけ音を聞き、様々な認識をし、消化活動があり新陳代謝があり、要するに日常生活をしているのです。

歴史の一大エポックも詳しく調べてみれば積もり重なった出来事の集積ですし、身近には、偉大なスポーツ選手も黙々と己に課した一日のプログラムの「繰り返し」の積み重ねを行っています。

マクロビオティックで暮らすということは、私達に与えられた今日一日をマクロビオティックに沿った暮らし方で明日につなぐことです。今日一日、あるいは今の瞬間をどう生きるかということが、いかに重要であるかを思いつつ暮らすことだと思います。

毎日の食事の繰り返しが私達の人生そのものですし、玄米ご飯の一粒一粒に私達の一日を重ね合わせて毎日を送っていきたいものです。

マクロビオティック生活＝ちょっと実験！

マクロビオティックに賛同される方も、疑わしく思っていらっしゃる方も、ちょっと実験してみて下さい。

最近身近になった病気に「花粉症」というものがあります。これは食生活の洋風化が原因とはいわれていますが、一度発症するとなかなか簡単には改善せずに困ってしまう問題です。それというのも、これはご承知の通り免疫系の反応だからです。能力というものは都合がよかろうと悪かろうと、一度身につけてしまうとなかなかやめることはできません。反応する能力は電光石火の早業で神経細胞に通じてしまうからです。

アレルギーだって一種の能力なのです。生命体の能力は何でも、例えば心霊能力といわれているようなものも同じです。ただその内容はその人の波動によって変化します。それで提案です。毎日何気なく食べているものから、単体で排除できる食品を食べない実験をしてみましょう。

ナッツ類を食べないで下さい。ナッツ類が身に覚えのない方は自分の嗜好品の中から何かを取り除いて下さい。コーヒーからお砂糖やミルクをなくしてください。チョコレートをやめて下さい。忙しい生活の中でもこの実験はできます。

実感することが大切です。全く考えなかった変化があるかもしれません。でもそれが自分の体の反応です。

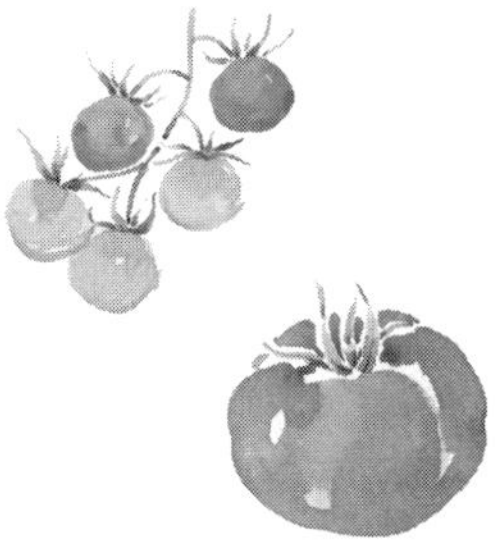

❄ 玄米について

日本は世界でも水稲の栽培技術と品質を誇っています。『古事記』は稗田阿礼《ひえだのあれ》が暗誦していたものを太安万侶《おおのやすまろ》が記述したといわれていますが、その『古事記』によれば日本人には天照大神の御神勅という形で主食がイネの実として与えられています。神話は私達の記憶の物語です。何をいわんとしているかはその心情に伝えられていると思います。

その文字については仏教伝来と共に漢字博士の王仁が漢字をもたらしたのが始まりといわれていますが、それまで日本に文字があったかどうかその真偽ははっきりしません。なぜかというと多くの場合未開民族は文字ばかりでなく、書き言葉の文法そのものも文明国に同化されてしまうのが世の常だからです。

日本人はなるほど漢字を取り入れましたが、世にも奇妙な取り入れ方をしました。漢字は日本人に発音しやすいようにして音読みという形で取り入れ、漢字の意味からは日本人が前から持っていた表わし方で読みつける訓読みというものを作り出して二刀流にしたのです。主体性を持って国語の幅を広げるやり方を編み出したのです。

これこそ日本人が同等かそれ以上の文明を持っていたことの証です。何によって培われたのかと言えば、それは主食によってだと思います。日本は千五百秋《ちいほあき》の瑞穂の国と自分達の国を名付けるほどイネに恵まれていたのです。

主食となるほど豊富にあったイネの実、日本人はその植物にイネと名をつけました。イネのイは今のイ、命のイ、ネは根っこのネ、屋根のネ、船のネ、骨のネ。イネは今を支えているものであり、命の根です。

日本人はイネを食べて日本人の命を生きます。身土不二です。日本の最大の祭りは取り入れ後の秋祭りです。神前に稲を供え、神前で楽しいお祭りをします。五穀豊穣を祈ります。イネは五根《いね》でもあるのです。麦、稗、キビ、粟、豆もまたイネです。

動物はそれぞれ主食を持っています。キリンにはキリンの、イルカにはイルカの主食があります。主食は本来そればっかり食べても生きていけるものです。完全な形で食べれば生きていけるのです。

人間はイネの実を主食にしました。人間はイネの実のおかげで大脳を発達させるチャンスに恵まれたのです。そしてその知恵をもって、動物の種としては非常に稀なほどの幅広い野菜類を食べる調理という知恵を発達させて、食の多様性という文化の始まりに辿り着いたのだと思います。

人類はそれぞれの土地の穀物を食べねばなりません。そして日本人にとって稲の実である玄米は特に大切なものです。ですから今も神棚に供えるのは、塩とお水とお米（稲穂）なのです。

❄ 食費と節約とマクロビオティック

景気後退以後、特に節約の二文字が婦人雑誌の特集にも載るようになって久しくなりました。その節約のターゲットは大抵食費と日用雑貨です。一方で相も変わらず飽食が不健康の原因の槍玉にあがっています。何か変ではないでしょうか。

以前なるほどと、一人の主婦の倹約奮闘の工夫に感心したことがあります。それはえのき茸のくっついている根元の部分が、帆立貝の食感に似ているというものでした。えのき茸は根元の方を切り落とすと大抵の本には書いてあるし、やや黄変しています。私はあまり帆立貝というものが好きでなかったので、活用することはありませんでしたが、皆こんなに工夫して食費に関しては涙ぐましい努力をしているのに、なぜ飽食といわれているのでしょう。

それを考えてみると、問題は食べ方にあるのではないかということになります。土台になっている栄養学の方に問題があるのではと、疑ってみる必要があります。現代の食卓の常識に問題があるのではないかと考えねばなりません。間違った常識に立脚した節約の仕方をしては、医療費が増加して結局は節約になりません。

そもそも食費とは何でしょうか。エンゲル係数という経済学の問題ではありません。食費とは自分の命をはぐくむための他者の命の値段にかかる費用です。動物も植物も生きていることに変わりはありません。食べるという行為に、自然界の動物も経済社会に生きている人間も本質的に何の変わりもないことをはっきり認識すべきです。

食べるという行為と食べ物と食べ方について、考え直すべき時を迎えています。

マクロビオティックは、地球上の生命としての身体を持つ人間の食べ方についての提案をしています。経済界に住む人間の食の意識を、身体の仕組みに沿う現実的なものに戻そうという提案です。食費は命の費用ですから、経済効率とは無縁です。

命はもったいなくありがたいものですから、惜しむことは必要ですが、お金を惜しむことではないのです。安いものを探すことは必要かもしれませんが、安いものを買い込むことではないのです。消また安上がりに生産するものでもないのです。消費現場でも生産現場でも、安さのみが指標になってはいけないものが、食物ではないかと思います。

＊私達の味覚の信用度

美味しいとはどのようなことでしょうか。どのように人間は美味しいと感じるのでしょうか。動物達は美味しいと思って食べているのでしょうか。植物は肥料をどのように吸い上げているのでしょうか。人間と他の全部といってもいいほどの動物と境界をなしているものが、人間の持つ食の多様性です。

人間は、何でも食べます。少なくとも現在の人間ほど多様な物を食べている生物はいません。

蟻は何でも食べると思いますか。蟻は蜜や液は集めますが、野菜は持っていきません。蟻は大まかに言って肉食です。人間の住宅に付いたら困ってしまうシロアリは木材を食べます。こちらは草食です。しかしそのシロアリは、山の木材の循環に大切な役目を果たしています。蟻もいろいろありますが、それぞれの食性ははっきりしています。

人間は食糧調達の方法と、何でも食べ物にしてしまうことができる料理法を編み出しました。そして、人間の動物としての能力をはるかに超えた移動まで可能にして、今では世界中で採れるものを食べるようになりました。挙句の果てには、化学的に作り出した物まで食べています。

このスピードと進化のスピードが一致していれば、何事もないのかもしれません。例えば牛乳ですが、現代の栄養学ではカルシウム等の優れた補給源とされています。しかし牛乳に限らず、乳というものは哺乳類の種ごとに特殊な期間限定の食物であり、離乳後は摂取しないものです。哺乳類の動物界に決してありえないことながら、例外的に北欧人種だけは何万年もかけて離乳後も遺伝子に牛乳の消化酵素を獲得しました。しかし、私達はそうした新しい食べ物の消化になかなか追いつかない身体の構造を今でも持っています。科学が万能だとしても、人間の身体は自然の掟に規制されているのです。

でもなぜ美味しいと思うのでしょうか。なぜお酒を美味しいと思うようになったのでしょうか。世間ではなぜ、甘いもの、脂ののったものが美味しいのでしょうか。バターこってり、卵たっぷり、お砂糖たっぷりのものがみんなの好みなのでしょうか。

チョコレートが、お肉が、マグロの大トロが、海老が、かにがおいしいといわれるのはなぜでしょう。美味しいと思わなければ、今のようにはならなかったでしょう。わざわざマクロビオティックなどといわなくても、みんな健康だったはずです。

美味しさの始まりは体の必要性だったはずです。その証拠に、からからの喉に、お水が何と美味しいことでしょう。

私達は、自分の美味しいという感覚の訳を知らなければなりません。そうしないと、自分の感覚の信用性に対して根拠を持てないからです。一人一人自分の答えを見つけてください。いろんなことの答えも一緒に発見できるようになります。

＊あひるのガアガアちゃん

孫達が帰ってしまって元の静けさに戻った我が家で、白いアヒルのぬいぐるみがおかしな所で逆立ちをしているかと思えば、テープデッキの上でカルガモの雛のぬいぐるみがこれまたひっくり返っていました。

アヒルは何番目の子のだったか忘れてしまいましたが、出産祝いにいただいたもので、カモとカルガモの雛は、これまたどの子かがおもちゃ屋さんからそれぞれ連れて帰ってきたものです。

それ以来二十数年、我が家の一員の座を占めています。子供達が「ガアガアちゃん」と呼んで慣れ親しんできた友達です。

それが今度は孫達の心をつかんでいます。孫達が触って抱きしめて頬ずりをして語り合ったものは何でしょうか。それがババタンの心を動かして止みません。かわいいアヒルたちを元の場所に戻しながら、一緒に子育てをしてきた時間をしのびます。アヒルたちを見ながら思います。「あの時一緒に騒々しく暮らした私の毎日を今度は娘が生きている。主役は移ったなぁ」と。自分のこどもたちとの来し方を思います。

人生は食べることが目的ではありません。しかし食べることには目的があります。多くの生物にとって、食は生命そのものの行為です。つまり生きるためです。生きるために人間も食べなければなりません。そして食べた結果が自分達の身体状態となります。

多くの動物たちの食は本能の行為です。何を食べるかなどと悩むことはありません。それで本来の姿が守られています。人間は何を食べるか選択の範囲が広くなっているので悩みますが、自分の健康に何をどれだけ食べればいいのか分かっていません。

精進料理というのがありますが、現存する食様式の中で相当珍しいものです。殺生をしない目的で作られたからではありません。精進料理の目的は宇宙の真理を知ることです。精進頭にしか宇宙の真理は分からないということを誰かが悟ったのです。

桜沢先生はふざけて「牛の頭」とよくお書きになっています。人間の頭には食べたものによって、牛の頭もあれば犬の頭もあり、精進頭もあるのです。食の戒律は色々ありますが、精進料理は目的を確信した人のものです。

人生の目的とは何でしょうか。あえていうなら「正しく死ぬことだ」と思います。胎児が正しく生まれてこなければいけないように、私達は正しく死ななければなりません。私は、舅姑、実の父母と四人の両親を送りましたが、私は死について大切な人と十分に語ることができませんでした。この世の老齢者の医療が混乱しているのは、死ぬことを直視しないからではないでしょうか。

直視しようとしまいと必ず死ぬのに、死を避けてどうするのでしょうか。多くの場合不十分な死に方しかできないような気がします。もう少し正しく死のうという積極的な意欲を持って人生を送りたいものです。

マクロビオティックを正しく死ぬための手段とした時、精進料理に非常に近くなるような気がします。つまり「正しく」という意味が宇宙の真理に沿うということだからです。「どうあるべき」というのが「正しく」の内容です。「宇宙の秩序に沿って」です。そして大脳人間としてそのことを分かって死にたいと思います。

私達家族の主役が子供に移ったということは、これから別の精進ができるということです。来年は還暦の同窓会がありますが、私は別の人生を生きたいと思います。教室の生徒さんは、「楽しく死ななければならない」という私の主張を笑いながら聞いて下さいます。これからの私の人生は楽しく死ぬためのものです。いつ死ぬか、どのように死ぬか設計できるかもしれません。その可能性を求めて精進していきます。

＊箸について

私のマクロビオティック教室は、お箸持参ということにしています。三角巾、エプロン、筆記用具は何処も同じだと思いますけれど、あえてお箸持参という項目を最初から規則にしました。それは、段々汚れていくお箸を教室では使いたくなかったこと、粗末な割り箸のゴミを出したくなかったこと、心になじむ上等の割り箸を用意するほどの余裕もなかったこともありますが、何よりもお箸に注意していただきたかったからです。

そもそも割り箸とは最も贅沢なものでした。上等の材質のものを一回しか使わない、お客をもてなす亭主の心だったのです。それが今では、手に痛い、使い難い使い捨てのお箸が多くなりました。これでは心意気も何もありません。お箸は手に馴染みやすいものがいいと思います。お箸を操ることは脳の訓練にもなります。最近は外国人が上手にお箸を使うのを良く見かけるようになりました。十八番を奪われないようにしたいものです。

子供たちが小さかった時、誰かが溝に落としてしまったおもちゃを、溝蓋の隙間から長い棒をお箸のように使って取ってやったことがあります。子供達の嬉しそうな顔を良く覚えています。役に立ちますよ。日本人の平均的頭のよさもお箸の所為かもしれません。

「もののけ姫」という映画がありました。私も子供にお相伴して映画を見に行きました。小さい子供たちにも強烈な影響を与えたと思いますが、大人が見れば大人の問題提起をしている映画でした。

印象的だったのは主人公の一人アシタカが、朱塗りのお椀とお箸を持って旅をしていたことです。私達は今では物の溢れた使い捨ての生活をしていますが、生活道具というものをもっと大事にすべきではないでしょうか。手を掛けた堅牢な用の美というものの追求にお金を掛けて、数を少なくすべきではないかと思います。

食べ物に対しても同じことがいえます。私達は食べ過ぎです。食材を丁寧にあつかって大事に食べなくてはなりません。満腹になるまで食べるということは、本当は天に唾することなのです。腹六分か七分でよいのです。そうすれば自然に「無形の食物」が増えて、私達は「かすみを食らって生きる」というあこがれの仙人になれます。

マクロビオティックでは少食が究極の手段ですが、それは自由のためであり、究極の自由は無限なのです。人間は無限世界から有限世界へと現れる陽性化の過程で、地球という極陽の一部となり、今度は元の無限へとユーターンを開始した陰性化の段階を生きています。つまり人体はもっと陰性な、俗に魂といわれているものを育てる過程にあるといえます。

人間の食べ物はイネの実ですが、地球を卒業した人間の食べ物は「かすみ」のようなものです。人間が次に変化するもののために、人間の段階のうちに準備しておかねばなりません。死んだ後も地球のものに対する食い意地ばかりで、幽霊になってうろつくのは誰だっていやなことです。

＊食事の量

食事の量という問題は、精神性の目覚めによって意識に登場してくるような気がします。

人間のように満腹になってもまだ食べることができるという脳の構造を持っていない動物達は、自然の生理機構のコントロールにしたがって生活しています。アフリカのサバンナで、満腹のライオンの前を平気で通る鹿のような動物の映像を見たことがあります。食べるものが得られない場合は餓死という過酷な食環境の中にいるライオンでも、満腹中枢が満腹という指令を送れば、眼前に食べ物があっても食の動機を失うという生活をしています。

人間の大脳は人間が食によって獲得したものですが、そのことが人間を他の動物達から画することになりました。人間は大脳によって生理機構がもたらす機序とは別に自分をコントロールできるようになったのです。複雑な脳を持つ動物の誕生です。

生物としての脳と人間の特徴である発達した大脳と、時には矛盾して働かせることもできるようになりました。そしてその営々たる努力の結果、皮肉なことに自分の食事量も分からないことになりました。何という体たらくでしょう。

「体の声を聞こう!」という叫びは、こういった事態に対する反省です。体の声とは生物としての脳の判断です。全身の細胞から集められた情報をもとにした体の状態に対する判断です。全身の細胞の声を聞かなければなりません。

脳の仕組みと機能をよく理解して、コントロール機能のない大脳などという不完全なものに支配されないようにしましょう。大脳も必ず規制するものがあります。それは、身体性からいえば小脳(生物としての脳)、精神性からいえば理性的な認識ということになります。

こういうわけで宗教を含む精神的修養の道は、全てその食に言及することになりました。精進頭でないと人間性(大脳)をコントロールできないからです。宇宙の真理の波動を一様に誰もが食(受容)しても、認識判断にまで到らないからです。本来の精進料理とはそういうために発展してきました。

そこで我等マクロビオティックの徒も、「朝に道をきかば……」と一念発起して、マクロビオティックの考えに沿って食事をしてきました。それぞれの大脳判断に従って食事をするわけです。その結果、自由な精進料理が千差万別、生まれてくるわけです。

マックロ(真っ黒)ビオティックやマックラ(真っ暗)ビオティック……。「それでは、一体どうすればいい?」という声が聞こえてきそうです。そこにはガイドライン(戒律)が必要であることを実感します。ここで桜沢先生や久司先生の教えが大切になります。私達は先生方のお蔭で安全の判断基準を知りました。しかし、どうしても自分で知らなければならないことがやってきます。それが自分の個々の食事内容と量です。自分の体の声です。

質は量よりわかりやすいものです。しかし量となると最初はお手上げです。私には、量の問題に突き当たると必ず心の底から湧き出す声があります。それは「一日に玄米四合と味噌と少しの野菜を食べ……」。皆様ご存知の、宮沢賢治の一節です。一合はお茶碗二杯位です。

これが当時の貧しくも体を張って暮らした男が食べられれば良いと考えた食事量ならば、桜沢先生の七合食や五合食を、あるいは三合食を適当にお手本にするより分かりやすいような気がします。しかし女だからと三合に減らしても、一日に三合食べるのはなかなかです。現代の食事にはおかずが多過ぎます。

その多様性は現代社会のグローバル化を推し進めているのかもしれませんが、おかずの少なさが定着性の目安かもしれません。グローバリゼーションは「身土不二」の対立語だと思います。

私達は様々な自分を取り巻く環境を勘案して、自分の食事量を毎日決めています。つまり自分のなりたいように自分を決めているわけです。明日の自分を楽しみに、玄米と味噌と野菜の量を加減して今日の食事をいただきましょう。

＊値打ちと価

桜沢先生がお書きになった『食養学序論』（日本食養研究所刊）に、「生命の値打ちと生命の価」という項目がありますが、それをふと思い出しました。

そのきっかけは、以前に世間を騒がせた食肉業者の社長の言葉です。

「安売り買いをする消費者も、半額売りをするスーパーもおかしい……」

どんな人の言葉にも半面の真理はありますが、ここは「盗人にも三分の理あり」です。次元を違えれば、なるほど真実ですが、社会の裁きはおのずからつくでしょう。

色んな次元に跨って生きている私達の生命、食物の生命を考えれば、桜沢先生の古色蒼然とした旧仮名遣いのご本が光り輝いてきました。食肉販売に対する信頼を裏切った会社の善悪より、私達はもっと食と生命というものの本質を考えなければなりません。

「生命の値打ちと生命の価」という項目で、桜沢先生は誰も自分の生命の代価をいくらということはできないと述べておられます。命というものは誰にとってもたった一つのもので、何にも代え難いものだといっておられます。

しかし、私達はその生命を何によって養うのでしょうか。いわずとしれた食によるというわけですが、分かってはいるものの、今では食費は最大の節約の現場です。病気をしても悠々と暮らせる余裕のある人々は、世界中の美食を求めるグルメと化し、健康で働かなくてはならないはずの人々は、加工食品の劣悪化の只中にいて両者とも病人の予備軍と化しています。

食べ物というものは、自分の生命と化すものです。だから本当はそれに代価というものはないのです。その代価を支払うとしたら、自分の生命で贖わねばなりません。私達はそれを得るための手数料を食品の代価と間違えているのです。

私達は食卓について、本当に目前の食事に価するかどうかと反省し感謝を込めて食べているでしょうか。「頂きます」はそのためにあるはずです。太古の単細胞生物が、他の細胞と出会った時、食するか食されるかの選択をしたような真剣さで、「頂いて」いるでしょうか。食べ物に代価は払いようがありません。食べ物は自分の明日なのです。

代価ということでもう一つ思い出すのが、久司先生のお話です。人間の食についてですが、私達人間の食物の陽性対陰性の比率は1対7になっているというのがあります。つまりミネラル対蛋白質が1対7、その全量対炭水化物が1対7、そのまた全量対水が1対7、次々に対酸素が、対地球に近い波動が、次の波動が……、と全部1対7の比率というわけです。人間の身体的特徴と同じ比率です。（167頁参照）

この比率は比率が大きいものほど、一刻も無しには生きていられないことを表しています。無限宇宙の波動無しには私達は存在しませんでした。

人間の食物の陽性対陰性の比率は1：7

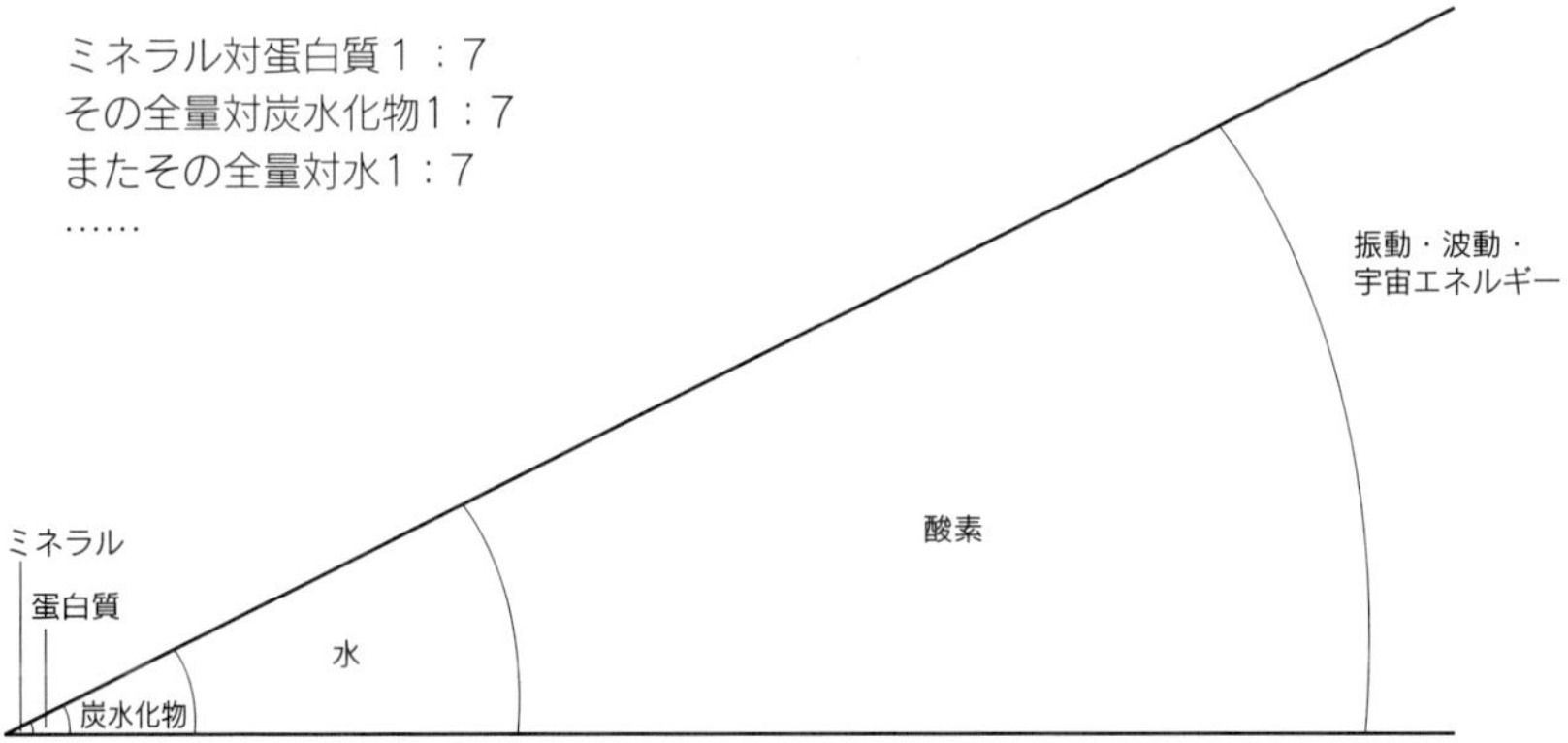

酸素無しには頑張って数分しか生きられません。水無しには数日、炭水化物無しには数ヶ月、ミネラル無しには（不健全になって頑張ったとしても）数年しか生きられないのです。

　人間の食を眺めていると面白いことが分かります。私達は一番大切な波動や酸素にほとんど代価を支払っていないのです。お天道様のありがたさは完全にただです。水も日本では最近までただ同然でしたが、近頃は自分で汚した水を浄水しなければなりません。炭水化物には一月いかほどでしょうか。これが食費の代表です。そしてミネラルには、昔は命と引き換えのような塩の代価、今では法外な代価のサプリメントと薬というおかしな状況になっています。

＊哀れ牛の子

　我が家では、以前もお話したアヒルとカモの混成親子のぬいぐるみ「ガアガアちゃん」が、三羽やっとまた定位置に落ち着きました。

愛くるしいカルガモの雛を見れば、誰だって引き寄せずにはいられません。子供は何でもかわいいものです。人間の子も猫の子も犬の子も、ライオンの子だってワニの子だって可愛いことに違いはありません。カマキリの巣や蜘蛛の巣からやみくもに出て来る小さな子供達も、かわいいものです。

それなのに日本で飼われている乳牛の子供のことをご存知ですか。以前テレビ放送で知ったのですが、それはそれは悲惨な、目を覆うばかりの状況です。

そこには見るも無惨、聞くも無惨な乳牛の母と子の現状が映し出されていました。皆さんは、乳牛ってお乳がでる牛と思っていらっしゃいませんか。お乳が出るというのは哺乳類のメスの特徴です。お乳って何のために出るのでしょうか。お乳は子供のために出るもので、お乳は子供を産まないと出ないのです。乳牛も同じです。

現代の人間の女性は我が子に与えるお乳で手いっぱいです。昔のような貰い乳だってままなりません。一滴だって我が子に与えたい大切なお乳です。しかし、乳牛と人間から呼ばれている母牛は、可愛い我が子に与えたいお乳を無理矢理搾乳機につながれて、人間のために搾り取られるのです。

母牛の温かい乳房を横取りされた哀れな子牛はというと、良くて絞った牛乳の一部を、最悪の場合は人工的なお乳代わりの飼料を与えられるのだそうです。子牛に母の乳房の味をわからせてはならないのだそうです。人間が横取りできなくなるからです。乳牛の母と子は完全に母と子特有の至福を奪われてしまっています。母牛は牛乳を出し続けるために、無理やり妊娠させられ出産させられ続けるのです。

そして挙句の果てには乳牛として見切りをつけられ、なんと肉牛として売られるのです。子牛もオスが生まれれば殆んどが肉牛として飼育され数年後に屠殺されます。メスはまた悲惨な母の運命をたどります。しかし、これは世界において畜産業が大部分行っている現実なのです。

こんなことをして、自分の平和と幸福を主張できるのでしょうか。平和な日本に生まれて権利を主張することは容易なことです。しかし、物言わぬ動物たちにこんな仕打ちをして、自分たちだけの幸福を主張できるのでしょうか。

もう少し違う酪農のあり方ってないのでしょうか。子牛からほんの少し分けてもらうような……。母牛と子牛の幸福の味がする牛乳ってないのでしょうか。そんなに無茶苦茶消費し、本来離乳後は飲まない乳をいつまでも飲むので、体に過重な負担をかけて病気になるのです。

母牛の悲しみの味がする牛乳を横取りして、飲んで幸せになれるはずがありません。牛乳は母牛と子牛からのおすそ分けとして高級品にすればいいのです。

なんでも人間が安価に大量に食べていい訳がありません。食べ物は他者の命と引き換えです。つつましく分かち合っていきたいものです。そしてもっと自分が食べているもののことを知るべきなのです。

牛科の動物はことさら可愛い目をしています。あの目を思い出してください。あの可愛い目は、何もいわずにじっと現実を受け入れてヌレヌレと見つめています。人間が恥ずべき態度を改めるべきではないでしょうか。

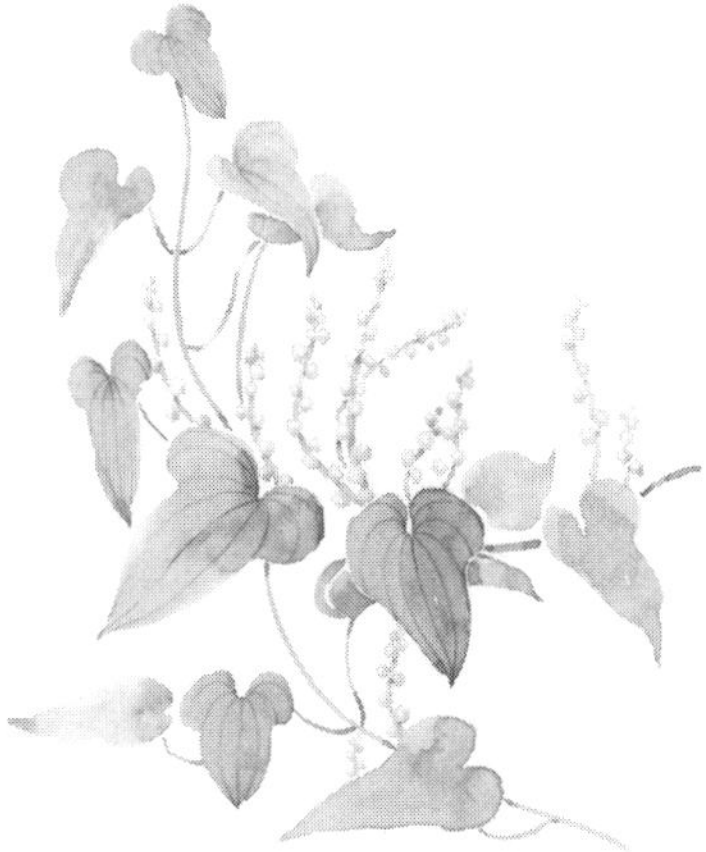

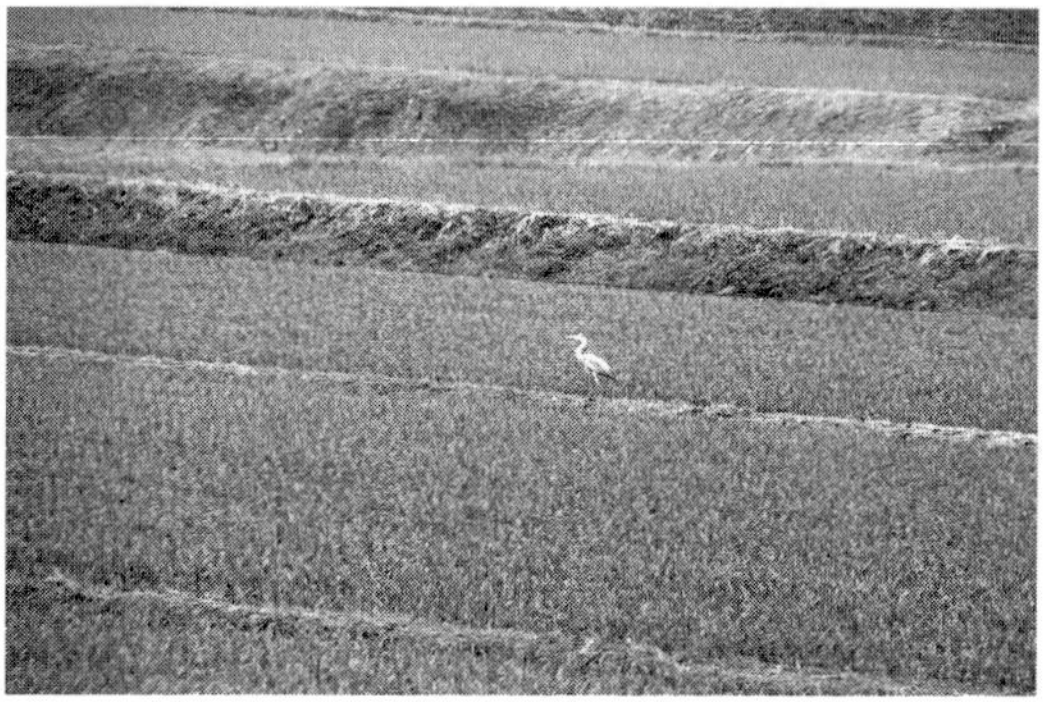

Part-3

環境について

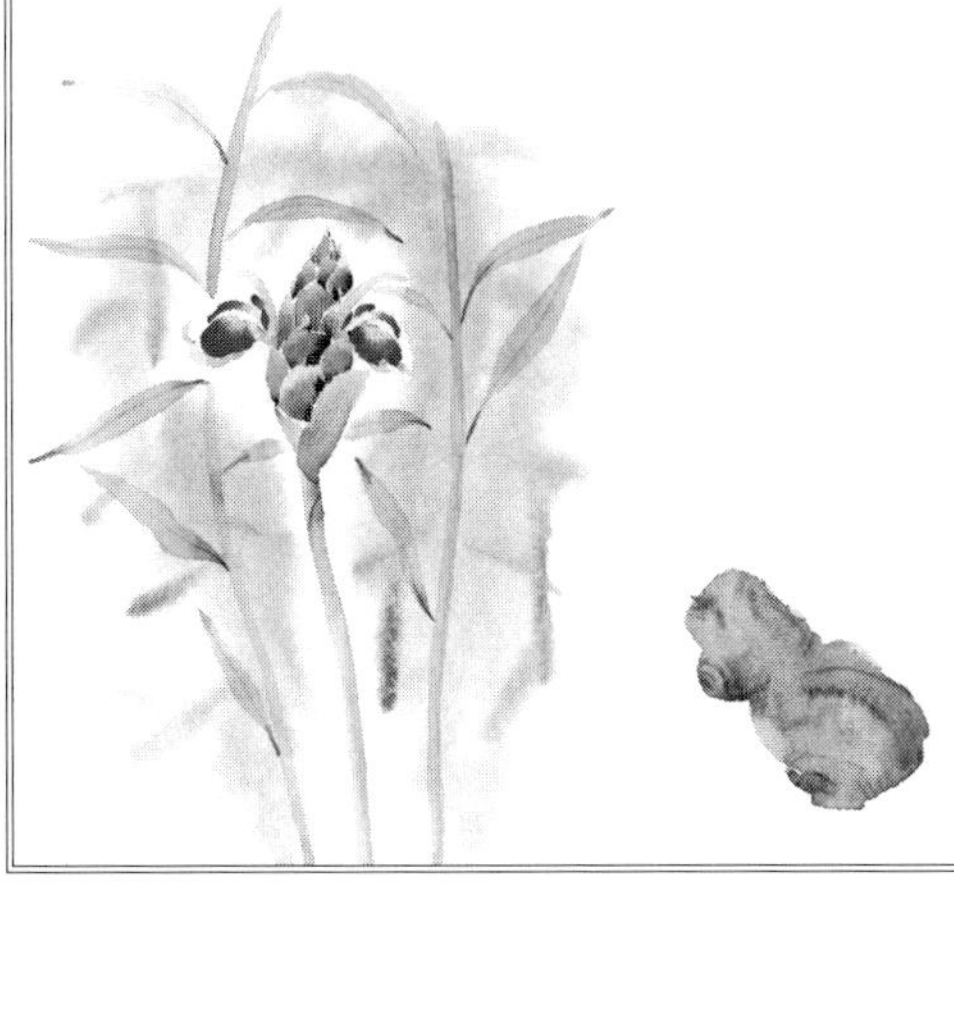

環境を食べる

マクロビオティックで「環境を食べる」という言葉を耳にしたことはありませんか。最初は何となく耳慣れない使い方だと思います。環境というと「自然環境」のように、現代社会では人間に影響を与える周囲の状態とか、条件のような意味で使われることが多く、自分あるいは生命は、環境と一線を画して別のものであるように扱われているからです。

しかし、マクロビオティックでいう環境とは、「自分が生まれ出た所」というか「自分がそこから生まれ出たもの」という、いわば母胎のような感覚でとらえています。

環境はその中から生命が出現した場所です。生命は環境の一部であり、環境の一部を取り入れたり排出したりしながら変化していきます。それは、自分もその中にあり、食べ物もその中にある、つまり食べるものも食べられるものも同じ環境の一部であり、その変化した形だという意味なのです。

この世の中には自分（と思っているあらゆる人々）と環境しかありません。自分も環境の中に埋没していて、自分という意識が環境から自分を囲い込んでいるだけです。ですから、環境が汚れると自分も汚れる、自分が汚れると環境も汚れるという関係が生まれます。分け隔てられているとしても、環境と自分は食べ物と排泄物とで密接につながっています。

自然の循環では、食べ物も排泄物も同じものになります。誰かの排泄物が誰かの食べ物になるのです。人間は酸素という植物の排泄物を吸っていますし、腸内細菌の排泄物のような酵素やビタミンで消化機能を維持しています。すべては繋がり関連し合っているのです。

自分の内側は内環境、外側は外環境です。内から外に排泄する以外になく、外から内に採り入れる以外にありません。環境を汚すことは自分を汚すことであり、自分を傷つけることは環境を傷つけることです。

私達は環境の一部です。熊もオオカミも、鳥も魚も、木々も草も、海も山も、みな私達と同じです。つまり「山川草木国土悉皆《さんせんそうもくこくどしっかい》」、同じ地球という環境に自分に分け与えられた宇宙の力、言い換えると生命力の範囲で囲い込んでいるのです。そこは入れ替わり立ち替わり、あなたが私になり、私が彼になり、あれがこれになり、これがそれになる世界です。

農業の役割

農業は、人間が最も大切にしなければいけない仕事の一つです。

この仕事とは、その字義の通り「仕え奉る」ものです。

食べ物がどれだけ大事かということも、現代社会では表面的になってしまいがちですが、敗戦直後のような食糧難を考えてみてください。両親や祖父母は、持ち合わせのめぼしいも

食べ物を生産する農業は、最も大事に仕え奉らなければいけない仕事なのです。

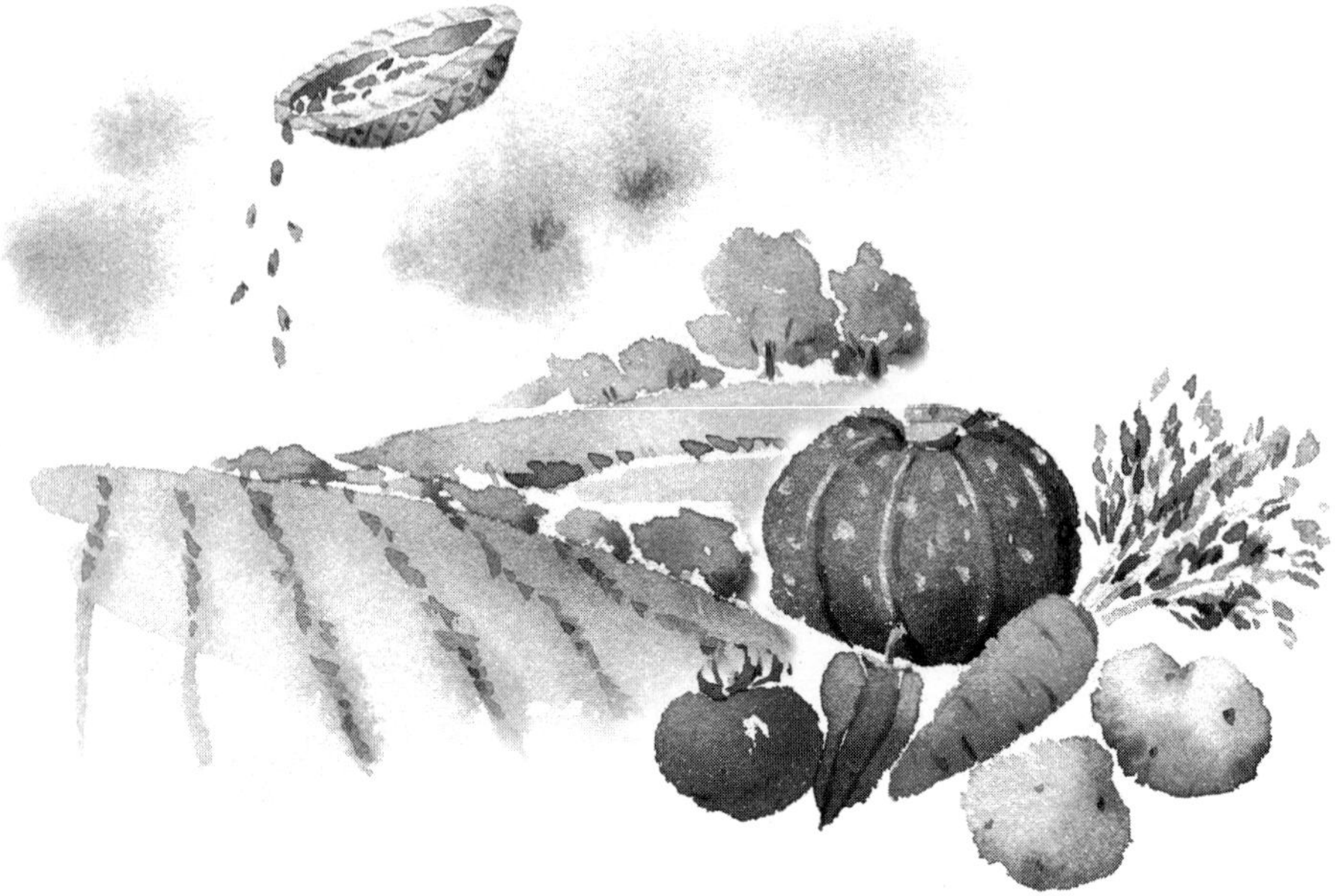

のをみな、農家に出向いてわずかなお米と交換しました。私の祖母は満州帰りでそれなりに裕福でしたが、めぼしい衣類や貴金属はみな幾ばくかのお米に化けたと聞きました。

究極において命の次なるものは食べ物で、他のものはあってもなくてもよいものだったのです。ですから食べ物を生産する農業は、最も大事に仕え奉らなければいけない仕事なのです。

現代は高度に発展した産業社会で、そこでは価値の物差しがともすれば命からお金になっています。私達は現代社会で命の物差しを忘れてしまいがちですが、そこには人間存在そのものを危うくする危険性があることを、忘れないようにしなければなりません。

本来農業は、唯一といってもよいほど環境を生産する産業でした。農業にお金という尺度を過度に持ち込むことは農業を壊し、ひいては私達の命を壊すことにつながってしまいます。実際に農業に従事しなくても、農業に仕え奉ることはできます。食事、つまり「食に仕え奉る」ことで農業を知ることができるのです。

命を養う食、食を支える農、すべては環境を如何に考えるかということでつながっているのです。生きているものはみな環境の消費者であり、生産者です。細菌も虫も哺乳類もみな同じです。すべてのものが「食べる」という消費行為をして、「排泄物を出して」新しい環境を作り出し、それをまた異なった種類の生き物が食べています。

このように、自然界は弱肉強食と一般に呼ばれている連鎖とは別の、もう一つの食の連鎖を持っています。

人間だけは自分の排泄物をゴミとして処理していますが、それも最終的には微生物に力を借りています。汚水を処理する浄化槽も微生物の力を借りなければ何ともしようがありません。埋め立てたゴミも土中の微生物のおかげを被っています。最終的には人間もやはりこのもう一つの食の連鎖の中にいます。

ただ人間は前述したように、農業という環境生産技術を開発しました。多くの生物が従っている食の法則から解放されて勝手に食べることができるようになったのです。

飢えから逃れて貯蔵もできるようになり、人口も激増しました。しかし現代にいたってマイナスの面も大きくなりました。

人体にとっての飽食と乱食、富の偏りと飢餓、戦争と病気の蔓延です。これらのもとを捜せば「食」の無秩序に行きつくと思います。

農業によって私たち人間は生きています。人間の生活は農業の上に成り立っています。多くの人が直接農業に就労しなくてもよくなって、文明への道が広くなりましたが、それでも私たち人間はみな農業の心を失ってはならないのです。

また、農薬だ、化学肥料だ、ハウス栽培だと問題点が指摘されますが、問題の根源はそれ自体にはなくて、そうしないと農家が成り立たなくなってきていることにあります。農業も消費社会の中に投げ込まれていますから、消費者のニーズに応えていかなければ農家の生計が立たないのです。これはみんなで考えなければいけない問題です。

排泄物は美しく

マクロビオティックを始めると、病気が排泄の異常症状であることを学びます。そして女性のほうが長生きしやすいのも、男性に比べて排泄の方法を生理的に多く持っているからだと分かります。つまり、月経、出産、授乳です。

自分の最も愛するものが自分の排泄だなんて思いたくないと嫌悪感を訴える方もいます。胸に抱いたかわいい我が子がアトピーを背負って生まれてきた事実に戸惑い、思い悩む方もいます。しかし、この世にあるものはただ二つ、自分の内と外、それだけなのです。排泄は外に出すことであって、汚いものではありません。ごみを汚いものにしたのは人間だけです。誰かの排泄物がまた誰かを養うのが、私たちの自然の仕組みです。糞転がしという小さな虫があるし、魚類の世界では糞はそのまま下位の魚の餌になっています。

ところで、この内と外とは符合していて外を汚すと見えない内も汚れるのです。食事の準備にたくさんごみを出していませんか、台所を油でべたべたにしていませんか。たとえ洗い流して自分の台所をきれいにしても、外を汚していることに変わりはありません。自分の食事の後を見て自分の体内を思いましょう。外食をしてそのお店のごみと洗い場の現状を想像しましょう。

排泄物は美しくなければなりません。可愛い赤ん坊は、玉のように美しい排泄物でなければいけないのです。自分や子供の健やかさを願うならば、心と行いとを一致させることです。このことを学んで実行するのが、マクロビオティックの道です。そして皆にこのことを教えてあげるのが、マクロビオティックの願いであり、平和運動なのです。

外に平和を唱えても、自分の内と外が平和でなければ、平和は実現しないでしょう。

自分の内なる平和は食べ物によって支えられています。宗教が食べ物を厳しく制限する理由はここにあります。

排泄物は自分の言語から大小便に至るまで、全て美しくなければいけません。糞転がしは誰かの糞を一生懸命探し回っているし、かくいう私達人間も植物の排泄した酸素がなければ一分も生きていられません。裏から見れば、世の中は排泄物の循環で成立しているのです。

自分のものと思っているものにも一つとして厳密に自分のものはありません。人間の文化は各人の所有権を認めていますが、それだって宇宙の真理からいうと殆んど根拠がありません。

こうなってくるとユートピアを目指した共産主義みたいになってきますが、残念ながら共産主義を実現する政治機構や社会組織はあり得ません。ユートピアは絶対世界のものであり、私達の社会は相対世界のものだからです。もしどうしても実現したいと思うのであれば、個人を投げ捨てて蟻の社会のように黙々ときめられた責任を果たさなければなりません。働き蟻は女王蟻になりたいとは絶対に思いませんし、女王蟻もまた働き蟻のように自由にあちこち歩き回りたいとは思いません。

自分の排泄物は、自分と同じようにきれいにしなくてはいけません。何十年か前、シャンプーでの洗髪が毎日の行事になり始めたころ、「自分だけきれいにして汚い泡だらけの排水で地球を汚して」といって、若い人達に嫌われたものです。

人間社会は、科学技術の進歩という名目で、循環のサイクルの中から勝手に一部を引っ張り出して、人間の時間の枠からはみ出したものを作ってしまったために、今自分たちが困っているという始末です。人間の排泄物を美しくしなければ、自分達が困ることになるのです。今までは他の動物や生命のことを気にしている振りでよかったのですが、とうとう「地球に優しい」などという奇麗事ではすまなくなってきています。

これはある意味とても喜ばしいことで、ここにきて私達は自他の区別のない世界であることを認識しようとしています。もともと私達は全てがひとつだったのですから、その心をまた私達の生活に取り返すことができたら、世界はもっと楽しくなるのではないでしょうか。

以前たまたまテレビで「銭形平次」を見ていたら、誰でしたか、与力が言っていました。「間違いは誰でもする。大事なのはその後どうするかだ」って。

マクロビオティックを知ることは大変にありがたいことです。しかし、大事なことは、やはりその後どうするかなのだと思います。

マクロビオティック生活＝汚れなくなる!?

マクロビオティックの食事を続けていると、何が一番楽になると思われますか？ 私の一番の実感は、体が汚れなくなり下着も汚れなくなるということです。考えてみればそりゃそうですよね。衣類は皮膚からの排泄物を吸い取っているのですから。

昔の人は身体を今のように洗えなかったから、汚くて臭かったと考えるのは早計なのです。だから香をくゆらせたというのも説得力はありますが、今の私達の想像するような獣くささとは少し違っていたのではないかと思います。

マクロビオティックの食事法を実践して感じることは、衣類が汚れない！　髪の毛が汚れない！　排泄物が臭くない！　ということです。

台所からのゴミも少ない！　油汚れも無い！　洗剤はいらない！　ことです。それを裏返せば、洗濯機の洗剤は少ない、シャンプーも少ない、ボディシャンプーも少ないということです。

これはずいぶん社会を変えることになるのではないでしょうか。先ず水の汚染が少なくなります。水の汚染も環境破壊の一つの根源であることを考えると、これは大したことではないでしょうか。家計に与える影響も少なくないかもしれません。

翻って考えてみると、私達は体に負担のかかるものを食べて自分の体を壊し、汚れを撒き散らして公害の元を作り、わざわざ全てのステージで代価を支払っているのです。これが高度に発達した経済社会だとしたら、何と無駄な思い上がりでしょうか。

マクロビオティックは個人の生活様相を変えると同時に、人間社会をがらりと変えることができます。経済は人間のためにあるのであって、経済社会のために人間の生活があるのではありません。マクロビオティックを実践すれば、きっと何かが変わって来るはずです。

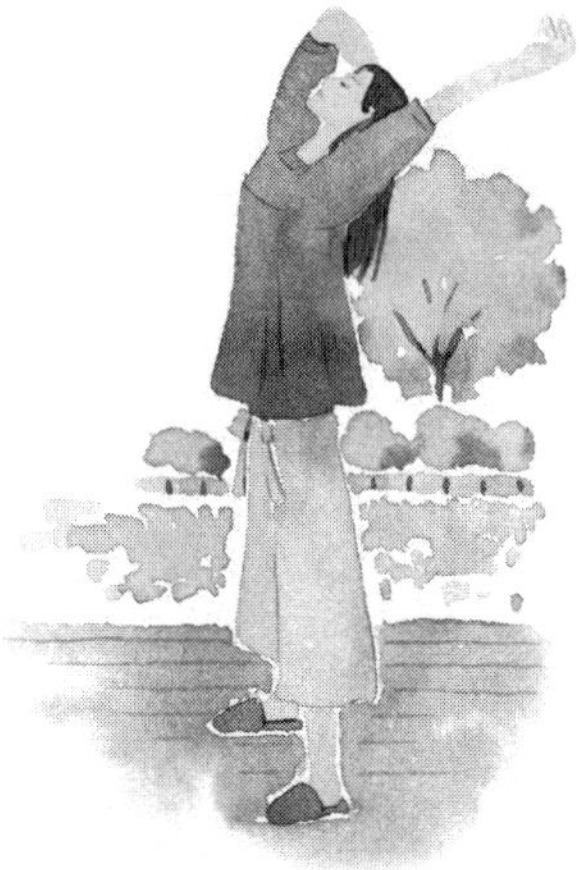

自然の循環の中に生きる

❄ 少子化とマクロビオティック

少子化が社会問題として浮上しています。少子化は、いまや国の存亡にすら係わる事態です。少子化はある日突然絶壁から落下したような打撃を、社会に与えることになります。しかし、その時となっては最早遅いでしょう。

2億の人口が1億になるのにかかる時間と、1億が5千万になる時間とは同じではありません。少なくなればなるほど滝の水が落下するような減り方で減っていくのです。目前にならなければ分からない庶民に代わって、政治家たるものが手を打たなければ、一体誰がするというのでしょうか。子育ての保育所を増やすなどという、ごまかしのようなことではどうにもならなくなってくるでしょう。

個人が一人一人できることとして、マクロビオティックの食の提案は、少子化にも大きなヒントを示しています。

地球上の生物はみな生殖活動をしていますが、ある時、珊瑚の産卵というか、放卵というのでしょうか、地域の珊瑚が一斉に卵を生み出す映像をテレビで見たことがあります。その卵を食べるために、沢山の動物が寄って来るのですが、食べられても、食べられても、ちゃんと珊瑚が残っていけるような仕組みができ上がっているのです。

いたいけな子亀の孵化もそうです。海に辿り着くまでには鳥の餌食となり、海では魚の餌食となります。それでも、亀はちゃんと、亀の個体数を自然の中で維持できるようになっています。

草食動物は一定の範囲に生息可能な個体数が、食によって決められており、肉食獣にとっては、もっと過酷な個体数が自然の掟になっています。ライオンなどはオスによる子殺しも現実ですし、それは猫の社会にも見られることです。

自然界では子供の数は生理で決められています。それが自然の秩序を維持しているのは既知のことです。では生理は何によって規制されているのでしょうか。進化の仕組みを考えれば、食によってであることは疑いようもありません。

肉食獣はたくさんの個体数を育てられない生理機能になっています。それは1頭の食の確保に広い面積を必要とするからです。だから肉食獣はテリトリーを持っているのです。人間が肉食傾向になれば、人間の精神も含めて生理傾向も当然そうなってきます。人体は地球上の生物の掟の上に立っていることを忘れてはなりません。


もちろん環境ホルモンのせいもあるでしょう。食の累積によって食の上位にあるものほどその影響を受けるのです。原因物質の問題も当然あると思います。これは人間による地球環境汚染の問題です。地球環境を人間社会のわがままが破壊しているのです。この自然破壊は生理上の影響とダブルパンチになっていると思います。

マクロビオティックの食の提案は、人間が地球上でどのように生きていくかという提案です。人間が目指しているものは何か、私達は何を知りたいのか、どのように生きていきたいのか。なぜこの地球に生まれてきたのか、死後どうなるのか、私達は一体何なのか。マクロビオティックはこういったことを知るために食べて生きていく道を示しています。

古い予言の書に、子供が生まれなくなると書いてあるそうです。昔は考えられない事態でしたが、現実となりつつあります。自分たちの生活を見つめなおして、食というものが如何に生命活動の中心であるかを深く認識したいものです。

食に関わる社会活動が、単に経済活動ではなく、生きることそのものであるという共通認識の上に、私達の社会を築いていきたいのです。正しく食べることが、正しく生きることです。マクロビオティックを、たくさんの人が実践してくださることを願っています。

❄ ほおずき提灯

お盆にお供えする赤いほおずきが庭に残ってい

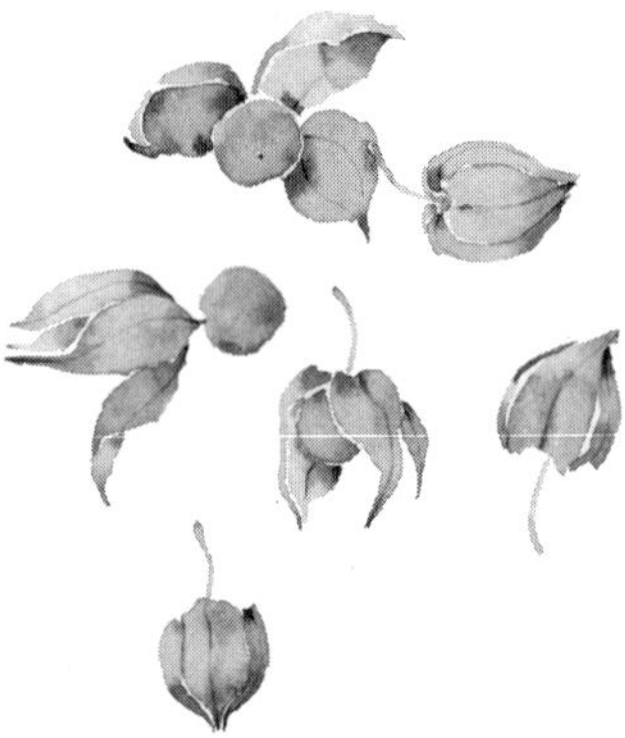

ほおずき

ました。袋の葉脈だけがきれいに残って、白い網目になって中の赤い実が見えるようになりました。これこそ本当に提灯だなあと感心して、美しい自然の芸術に感動してしまいます。

　ところで美しいとはどういうことでしょうか。このほおずきだって、白い網目の提灯になる途中は、皮の部分が腐って少しずつ溶けたり落ちたりしていたのです。多分人目も惹かずに自然の流れに従っていたのです。それも本当は美しい過程に違いないのですが、私達はそれをみても美しいとは恐らく感じません。

　芸術家はそこに美を見つけ出すのかもしれません。『蜻蛉日記』には「うつろいたる菊」にさして和歌を贈ったという記事がありますが、美しさは自分と照らし合わせて発見できるものかもしれません。

　だとしたら、どういうものを美しく感じるかということは、そのまま人柄を表わすことになります。日本人は陶磁器の世界でも、ヨーロッパや中国大陸の美しさとはまた違ったものを発見しました。非対称や自然の力のかかり方による窯変《ようへん》などを景色と呼んで愛でて来ました。その動きを感じ取り、命を感じたのです。イブキドノ神（イブキドヌシ）のかかわりを感じ取り、その道を全ての物事に見つけ出しました。私達日本人は、自然の力の道筋と感応した時、美しいと思うのではないでしょうか。

　日本人は、その途中の過程である「うつろい」とか「さびすさび」とかいうものにも美しさを見い出してきました。これを発見したのは、足利義政だということになっていますが、多くの人々が感応したということは、そういう感覚がみんなの心の中に言葉を持たぬまま熟成されていたということになります。日本人は動きの中に自然の本質を見つけ出していたのです。

マクロビオティックでも、桜沢先生が自然の本質を端的に表わした易の理論を解釈して、「無双《むそう》原理《げんり》」（宇宙の変化の法則）という道しるべを残してくださっていますが、自然は動きという変化の中にあることを学びます。陰陽はその左右もない宇宙の羅針盤で、私達の美しさに対する感応の世界をもっともっと広げてくれます。なぜかといえば、私達自身の自然の移ろいを知ることができるからです。

自分自身が自然であるかどうか、これは自然と感応し合う程度の問題であり、それは自分の内側が自然であるかどうか、つまり自然を如何に取り入れた体であるかどうかにかかっています。自然そのままの心になれば、美しさの対象は宇宙の大きさに広がります。

❋ オール電化とマクロビオティック

教室でも質問がありましたが、最近オール電化という宣伝が以前よりも目に付くようになりました。しかし端的にいうと、マクロビオティックを正しいと思われる方、あるいはやってみようと思われる方は電気をせめて料理からは遠ざけねばなりません。

現代の生活は電気を抜きには考えられません。考えの及ばぬところまで私達は電気の力のお世話になっています。しかし、電気による影響は私達生命エネルギーにとってかなりの錯乱要因です。せめて食べるものは電気のエネルギーでないもので用意すべきです。今では炊飯器までが電気なのです。この辺でくいとめておかなければなりません。

アメリカの久司先生の教育機関はマサチューセッツ州にありますが、冬場は相当の寒さです。セントラルヒーティングでしたが、ボイラーによる暖房とお湯沸かし方式で、照明も蛍光灯は一ヶ所もありません。私達の自己認識の甘さを感じたものです。

改造がもう無理でも、とりあえず卓上コンロもあります。それに電気は停電する危険性だってあるのです。

オール電化というと聞こえは良いのかもしれませんが、電気は現在果たしてクリーンエネルギーでしょうか。発電所では石炭や重油をたいているのです。それもその火力が100％電気に変えられるわけではありません。かなりのエネルギーを拾うことができずに捨てなければならないのです。この聞こえが良い、手元が汚れない、ということが、現代の私達の意識の見本かもしれません。

私達は環境汚染に与《くみ》していないつもりでも、十分に環境を汚染しているのです。このような偽善的態度は生命の問題にもよく表れています。

多摩川にアザラシが現れれば可愛いと大騒ぎしますが、食用になっている牛は可愛くないのでしょうか。私達のすばらしい美人が、フォアグラを美味しいとにっこり笑って食べています。あれは運動もできないアヒルに無理やり食べさせて、脂肪肝を作るのです。文化といえば人間は納得するかもしれませんが、アヒルにしてみれば虐待です。

身の回りを振り返れば、偽善と欺瞞に驚かされます。平和も美食の追求からは生まれては来ません。皆で分け合う心から生まれて来るものだと思います。

皆とは人間ばかりではありません。地球全体の動植物全体です。生物は無生物を取り込んで生きているし、動物はその上に植物を取り込んで生きています。犠牲の循環によって生きているのです。動物もまた死んだら無生物に還ります。

肉食の実態を厳格に認識すべきです。そうしたら無闇に美味しいとあさって、食べられなくなります。食肉は高級品に戻ればいいのです。肉食動物の狩りのように大層な努力の果てにありつくものにすべきです。手も汚さず、他人に屠殺という仕事を頼んで大量に食べるという事態を想像してください。私達は他の生命の上に生かされています。大食、飽食ということがどんなに罪深いことか分かろうというものです。私達は必要最低限食べればよいはずです。

＊人間と世間

人間という言葉は人生の時間をさしています。その人が生きている間のその人の存在のことをいうのです。最近、現代的に言われている「人は人と人との間にある」という意味ではなくて、その人の存在の時間空間をいっていたのだと気がつきました。

同じ漢字を当てていますが、日本人が選んだ音では、アイダは「かん」、マは「けん」、長さの単位も「けん」でした。誰が「ニンゲン」という言葉を作ったのでしょうか。察するにこれは日本人の造語です。音読みをしてはいるけれど、これは日本古来の「マ」の伝統を哲学した人の最高傑作、あるいは人間の真実を知った表明の造語だと思います（でなければ、間という漢字はどういう意味なのでしょうか）。

人間という言葉に対峙しているものが、これまた日本独特の「世間」だと思います。自分の家から外にいる人間の集まり、というより自分や家族の人間も含まれているのが「世間」です。

日本人は哲学的ではないといわれていますが、これは大地に足をつけた哲学の証拠ではないでしょうか。日本人は何よりも絵空事をさけたのです。「人間」という言葉を作った人は、なるほど全てを知ったのに違いありません。これほど素晴らしい言葉を使って、「人間とは何ぞや」などと自問しているのが、なんともおかしくなりました。

人間は世間と交じわらねば空しい存在です。人間は世間の一部なのですから、楽しみも世間と一緒、幸せも世間と一緒です。それで人々はいつい集まりや団体を作ったのです。世間と心を同じくしていたかったのです。世間様を気にしてきた日本人は、自然な人間の姿だったんだと思います。

会社人間がいじらしくなりましたが、現代日本の男達、私と同年代の男達は、会社に一生を捧げて生きてきました。これは自然ではないのでしょうか。この心情は間違っているのでしょうか。

もう一度、人間と世間とを見直して、本来の暮らしやすい社会を取り戻すのに、マクロビオティックが大きな力になるはずです。一人の人間が変われば、世間は変わるはずです。一人一人がマクロビオティックを知ることができたら、自分を変えられるはずです。

＊ゾウの時間、ねずみの時間

我が家のシマネコちゃんはもう15歳くらいになりましょうか、はっきりと覚えていませんが、末息子が小学生の時に我が家に来ましたから、それくらいだろうと思います。私の6番目（？）の子供でした。それが今ではネコ時間を過ぎて、すっかりおじいさんです。とうの昔に母親の年齢を越してしまいました。人間の親子では決してありえないことをペット達は体験させてくれます。それでもシマネコちゃんの目には母親に映るのか関係は変わりません。

時々私の座っている所に来ては隙間を探して無理矢理座る場所を確保します。そのシマネコちゃんがここのところすっかりテリトリー意識（張り合う体力と気力）が失せて、行動範囲が狭くなり食欲も落ち気味になりました。もうすぐお別れの時期を迎えるのだと覚悟しなければなりません。

5番目の息子のエスが死んでもう8年になります。大きなシェパードでした。シマネコちゃんや、その前のキジネコちゃんとは天敵の間柄でした。家の中に入れてもらえる猫たちが許せなかったのかもしれません。成犬になる前の一時期、噛みたくて噛みたくて私の腕はあざだらけでした。そんなエスに「ガブリエス」というあだ名をつけました。本当はグノム何とかといういかめしい名前をもっていたのですが、スーパーマンのエスという名前にしました。

「はっけよい」と掛け声をかけると、嬉しそうに突進してきた甘えん坊のエスもいつしか髭が白くなり、最期は私の子守唄を聞きながら死にました。雨の中、弟がテントを張ってエスのためにお墓を掘ってくれました。そういえば、弟のトラックの荷台にエスと乗って、雪風のなか平戸大橋を渡り獣医さんの所に行ったこともありました。

昔「いつおかあちゃまより年が多くなる?」と、子供に聞かれたことがあります。その子の思いがかわいくて笑ってしまいました。でも犬やネコとは確かに年が逆転してしまいます。人間の時間、犬の時間、ネコの時間を実感します。一緒にいるのに同じ時間を生きていないことを教えてくれます。時間というものを私達が錯覚していることを教えてくれます。

時間というものを物差しで測った単位のようについつい捉えてしまいがちですが、時間というものそのものが、その中身が私達の命でありこの宇宙を満たしている実質、久司先生のいわれる「無限の力」なのだろうと思います。

それぞれの時間はそれぞれの波長を持っているのだと思います。それでゾウの時間、ねずみの時間、人間の時間、犬の時間、ネコの時間がそれぞれ違っているのでしょう。

❄「クマと　もりと　ひとと」

これは日本熊森協会の小冊子の題名です。最初のページに、「愛は言葉でなく、行動である」とぽつんと書かれています。

私達大人は、分かってはいるけれど行動できません。ニュースで熊が射殺されたと聞くたびに胸をいためますが、何ができるというわけでもなく心の隅のほうに押しやってしまいます。

この日本熊森協会は、それを見過ごすことのできなかった兵庫県尼崎市の武庫東中学校の生徒達に後押しされて、森山先生という方が作られた自然保護団体です。平戸の「自然食品和み」(51頁参照)から貰ってきましたが。さっき読んだばかりです。

この小冊子は無料で配布されていますが、一冊につきカンパ100円を希望されています（だから100円で買っていただくというわけです）。教えてもらって活動費になるのですから、カンパさせていただくお礼をいわなければなりません。

読んでいただければ分かりますが、日本は森の国でした。森に雨が降り、地に潜り、湧き出した水を私達がいただいていること、田畑が潤され、私達が飢えないでいること、森は動植物全体で生きていること、熊の生き方が森を生かしていること、昆虫が、植物が、菌類が……全部あってこそ全部が生きられること、などを知ることができます。

棲む場所を奪われると、大きい動物の危機から順々にやって来ます。生態系が崩れると、危機は連鎖反応的に起こり、一度絶滅した動物は二度と戻りません。

私達日本人は、トキの絶滅を知っています。どんなに国家規模でお金をつぎ込んでも、命は戻らないことを知っています。トキにはトキの感情があるはずでしょうから、人間の都合で勝手に番いをつくって、やれ産めと言ってみたところでと、ご苦労をなさっている映像を見ながら空しい感想を抱いたことを覚えています。

トキの棲む場所は森の周辺地域でした。熊の棲む場所は森そのものです。森の心臓の危機といってよい状況です。トキの危機は、森の危機の予言だったのです。熊の危機は、人間の危機の予言です。

蟻の社会、蜂の社会を考えてみましょう。私達は蟻一匹、蜂一匹を見て、蟻の巣、蜂の巣に驚嘆します。働き蟻や働き蜂は生涯何も食べません。女王蟻も女王蜂も卵を産むだけ。そこは全くの分業社会です。人体は蟻の巣、蜂の巣と同じかもしれません。蟻一匹、蜂一匹は、私達の細胞一つ一つかもしれません。

多細胞動物の進化を教えられるような気がします。この世は宇宙の秩序を作った力が支配する世界ですから、何でも同じなのだと思います。大きい目で見るか、小さい目で見るか。私達人間は自分だけを大きな目で感じて、自分以下のものも自

料金受取人払郵便

神田支店
承認

6530

差出有効期間
平成23年11月
30日まで
（切手不要）

郵便はがき

101-8796

504

千代田区猿楽町
1・2・2

株式会社
日貿出版社
愛読者係行

（受取人）

購読申込書

小社刊行図書のご注文にご利用下さい。より早く、より確実にご購読いただけます。❶の場合、本は書店にお届けします。

ご注文の書名	冊数	税込総額

ご住所	〒
フリガナ	
お名前	㊞
電話	

通信販売の場合捺印下さい。

書店印

ご指定書店	
通信販売	

❶ **書店経由のご注文。**書店にご持参下さい。
❷ **通信販売のご注文。**右の「通信販売」欄に**○を記入**して下さい。代金は本が着いてから10日以内にご送金下さい。送料は、税込総額3,150円以上のお申込みの場合は無料です。3,150円未満の場合は送料は300円となります。
※定価は5％税込です。

書店様へ。番線印を押してご投函願います。

ご購読まことにありがとうございました。

愛読者カード

本の名前	

●**本書のご感想**（内容に関するご意見・ご感想などをお聞かせ下さい）

●**企画のご提言**（新しい本の企画、ご希望のテーマ、著者など）

●ご感想、企画のご提言をお寄せ頂いた方に、2ヶ月毎に締め切り、抽選で20名の方に機械漉き画仙紙はがき10枚入りセットを送呈します。抽選発表はご送付をもって替えさせていただきます。

●ご記入頂きました個人情報は、ご注文の書籍の発送又はお支払いの確認等の連絡及び小社の新刊案内を送付する為に利用し、その目的以外での利用は致しません。

表の購読申し込みをされた方は、ご住所、お名前、

ご住所	〒　　－	お電話	（　　）		
お名前	フリガナ		年令　　才	男	女
			ご職業		
Eメールアドレス					
今までにこのハガキを出したことが			ある		ない

楷書でハッキリお書き下さい

ご希望の方は○印をご記入下さい。	○	新刊案内等	○	総合図書目録

'10.07
N.70M

分以上のものも小さな目で見ていると思います。人間の作り出した科学は、すべてを細分化し人間自身の全体像を見失っています。

森は一つの生き物で、そこに棲む動物達は血液みたいなものです。あっち行きこっち行きして暮らしています。それが森の健康です。

私達日本人は森の周辺に住む生き物です。森の健康に支えられています。私達マクロビオティックの徒は、「身土不二」だということを何よりも知っている筈です。桜沢先生のおっしゃる通り、言行一致、決して嘘をつかないことです。それならば何かの予算を削らなければなりません。幸いなことに少食が究極の生活です。里に下りてこなければならなかった熊の生活を思って、飢えてみましょう。哀れな熊をしのんで、食べ物を求めてうろつきまわる思いを感じてみましょう。そして日本熊森協会の活動に寄付をして下さい（231頁参照）。

❄ ヨーロッパの里山

ＮＨＫの番組「ダーウィンが来る」でヨーロッパの農村風景を見ました。ドイツ人の娘婿が「日本で一般的に売っている農産物の質が悪い」といっていた意味をまざまざと見せられました。ヨーロッパには日本で絶滅したコウノトリが生きている！　この意味を私達はもっと考えなくてはならないと思います。

農夫がトラクターを操って進むその後を、コウノトリは追いかけて虫や蛙をついばんでいました。ヨーロッパの農業は、例えばカバや水牛が背中に鳥を乗せて暮らしているのと同じ自然の形を保っているのです。干渉するでもなく無視するでもない関係は、敵対するでもなく甘えるでもなく、自然の風景となっていました。要するに食の連鎖が保たれているのです。

人間にとっての害虫がいなければ、コウノトリは生きていけないのです。ねずみがいなければ、ふくろうは生きていけないのです。人間のみが収穫を得るようには自然はできていません。日本人は田んぼに農薬を撒き化学肥料を入れることで一時的に収量をあげたかもしれません。しかし多くの生物を死滅させ、今では土地の疲弊に泣いています。その上水も空気も汚染してしまいました。

ヨーロッパの年老いた農夫の納屋にはふくろうが住みついていました。庭の木のうろにはヤマネが住みついていました。ヤマネは農夫の収穫を時々失敬していますが、農夫はそれもありで暮らしてきました。ヤマネは増えすぎるとふくろうが太ります。天敵同士には自然のバランスが保たれています。長い目で見るとその関係は冷徹です。

人間の一時的な収量増も、自然のスパンで見ればいつか地力が落ちて収量減となります。それを何とか人間は知恵を絞って次から次へと人工の力を借りていますが、なかなか難しい問題を抱えています。量を確保しても質の問題が浮かび上がってきているのです。

昔の人参と今の人参は同じ力を持っていません。有機農法、あるいは自然農法の人参の味を、一般の慣行栽培の人参は持っていません。それではサプリメントで補いますか。一時的には収量増と同じ結果を生むでしょう。しかし、その急場しのぎに甘えていると、次は人体システムの異変にたどり着くでしょう。

そろそろ私達人間は思い上がりを捨てるべきではないでしょうか。私達も単なる自然の一部で、コウノトリと同じであることを認識すべきではないでしょうか。

私達の捨てたものが、他の動物のえさとなる世界を取り戻すべきではないでしょうか。私たちは平気な顔をしてコウノトリを死に追いやって暮らしてきたのです。罪を問われるわけでもありません。罪を問われるわけでもありません。賠償を求められるわけでもありません。ですがそんな自然の掟破りの上に私達は乗っています。最近の犯罪の土壌は案外こんな私達の破廉恥さに在るのではないかとさえ思います。

カバの背中に乗って寄生虫などをついばんでいる鳥や、大きなサメの皮膚にくっついて同じく掃除をしている魚を考えるにつけ、私達が獲得してきた多細胞のシステムを考えてしまいます。社会という動物の生活構造や植物の群生を考えてしまいます。

宇宙という大きな観点から見れば、カバの背中に乗っている鳥は、カバという多細胞動物の縁のほうのゆるいつながりを持った細胞の一つになります。植物は地球に固定していますが、動物はついたり離れたりしている地球という多細胞生物の自由に動く細胞の一つではないでしょうか。私達人間も特別ではありません。コウノトリもふくろうもヤマネもねずみもみな同じです。

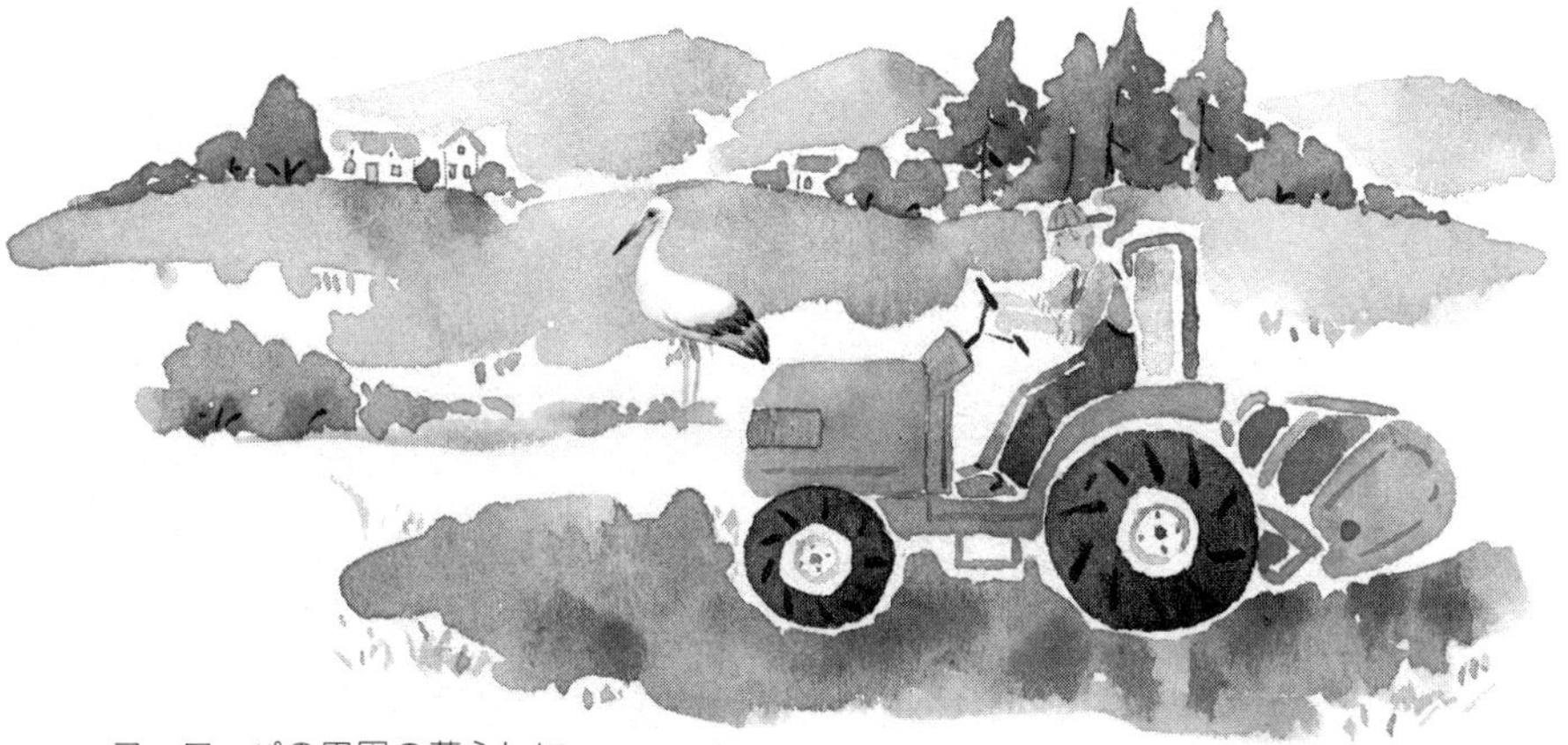

ヨーロッパの田園の暮らしには野生の動物が共存している。

【レンコン餃子】

この餃子はレンコンと餃子の皮さえあれば、後はあり合わせのもので工夫できます。例えば湯豆腐の残りとか、レンコンが水っぽければ高野豆腐とかおからとかを混ぜます。無ければレンコンだけでも、もっちりしています。青しそがあれば入れると風味が出ます。ひじきがあればさっと戻したものを刻んで混ぜます。何でも構いません。油と相性の良い茄子も夏には良いかもしれません。こんな味になるだろうと想像して様々な物を楽しんでください。豆腐と高野豆腐、青しその葉、ひじきなどです。

❶ レンコンをすり下ろします。水気の度合いを見ながらお豆腐は水気を切り、高野豆腐は乾燥したまますり下ろし、おからならそのまま加えます。

❷ 青しその葉はきざんで、ひじきは戻したものを適当に切って加えます。

❸ 塩と下ろししょうが少々で味をつけます。水餃子にする場合は、好みですが、しょうがは控えめにして下さい。

❹ 餃子の皮で包みます。

❺ 焼き餃子の場合は、フライパンにごま油を引いて焼き色が着くまで焼きます。水を加えて蒸し煮にします。大きさにもよりますが、３～５分でしょうか。蓋を取って水気を飛ばしてでき上がりです。

❻ 揚げ餃子の場合は、から揚げにします。これはスナック気分です。

❼ 水餃子はもっと簡単ですね。お好みのスープで食べても、茹でてポン酢醤油でもかまいません。

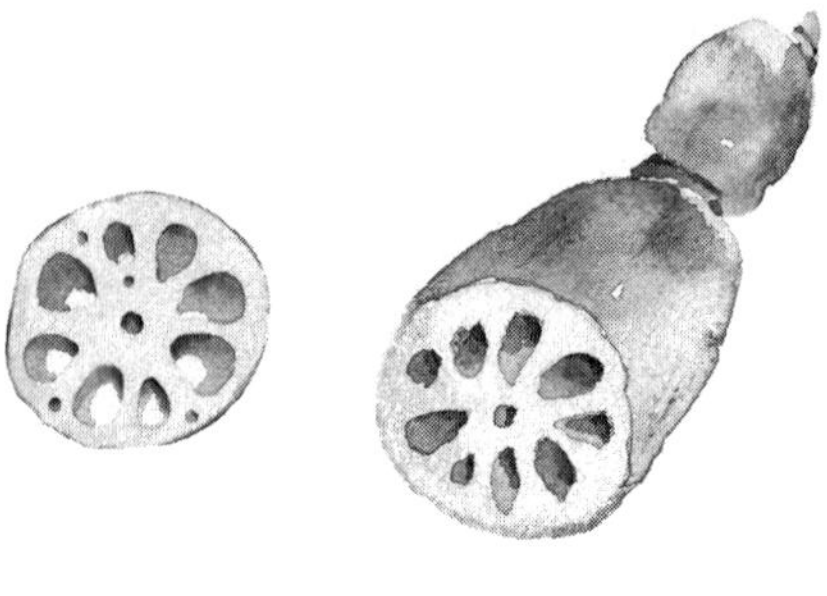

【大根ステーキ】

この大根ステーキは下拵えがありませんので、おいしい冬大根で作ってください。

❶ １センチくらいの輪切りにします。一人当たり１～２枚です。ほんの少しふり塩をしておきます。隠し包丁を入れてもよいでしょう。

❷ ごま油をうすく引きます。油が不要な鍋の場合や油を控えている場合は引きません。

❸ 塩で出てきた水分を拭いて、弱火で両面に焦げ目がつく程度に焼きます。

❹ 昆布出汁を加えて蓋をして、透き通るまで蒸し焼きにします。

❺ 熱々をしょうが醤油でいただきます。

＊同じようにレンコンやトマトでも作れます。レンコンはほぼ同じ手順で、トマトは暑い夏に種の少ない果肉のしっかりしたものを選んで、短時間で焼いて下さい。

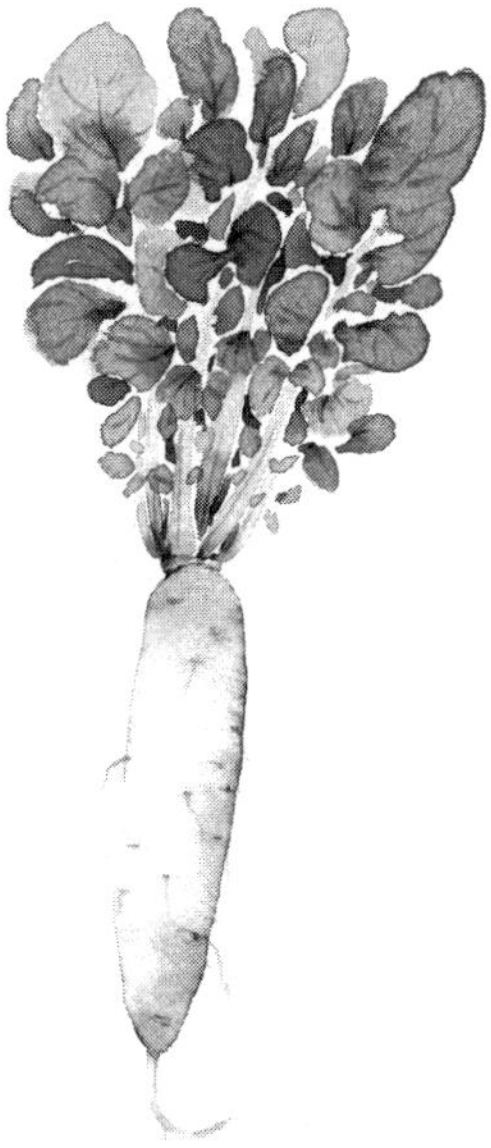

【キャベツの梅干煮、蕪の梅干煮】

何にでも応用できる簡単料理です。

❶ キャベツをざく切りにして、あるいは手でちぎって（蕪は二つ割りか四つ割）土鍋に並べます。

❷ 出汁昆布の小片を１枚と梅干を一つか二つ、大きさで加減して、軽くつぶしてキャベツにのせます。

❸ 水を１センチくらい加えます。

❹ 火をつけて沸騰したら弱火で１分、火を消して余熱で 10 分煮ます。余熱は土鍋の特権です。

❺ お皿に盛りつけます。

❻ これは水気の多い野菜であれば何でもできます。

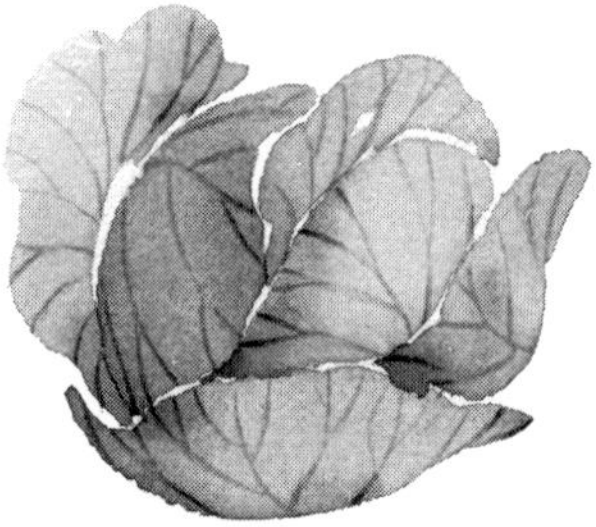

簡単レシピ
数量は目安です

【白菜の即席漬け】

冬白菜は白くて厚みがあり、見るからに美味しそうです。そんな白菜の軸の部分だけをちょっと失敬します。

❶ 白菜の根元の部分を5～6センチ集めます。

❷ 3～5ミリくらいの幅で筋に沿って縦に切ります。

❸ 美味しい塩をふって 10 分待ちます。

❹ 軽く絞ってこんもり盛ります。決して絞りすぎないことです。

❺ ゆずがあれば皮をへいで細切りにして添えます。ワックスのかかっていないみかんの皮でも代用できます。

【生麩とわけぎのぬた】

❶ 白味噌（または麦味噌、玄米味噌）を白梅酢ですりのばし、味をみて昆布出汁で濃さを調整します。ちょっと濃い目に作っておきましょう。

❷ 生麩を８ミリくらいの厚みにスライスし、さらに拍子木状に切ります。

❸ わけぎは生麩の縦の長さに合わせて切ります。

❹ 鍋にたっぷりの湯を沸かし、塩を加えてともにさっと茹でます。

❺ ざるに上げ水気を切り、生麩がくっつかないうちにぬたで和えます。

❻ ぬた物は時間をおくと水が出るので、材料は時間を考えて用意しておきます。

❼ ワカメを加えてもよいでしょう。

【芹のごま和え】

これは春の味です。芹だけでも良いのですが、私は春菊と半々にしています。

❶ 芹と春菊は別々に塩ゆでにします。2センチくらいに切りそろえておきます。

❷ 白ごまを炒り、すり鉢ですります。

❸ 食卓に出す直前に芹と春菊を混ぜ合わせ、ごまと薄口醤油で味付けをします。醤油は控えめに加えて下さい。ごま和えの醤油が多すぎると途端にお味が落ちます。足りないくらいがよいのです。

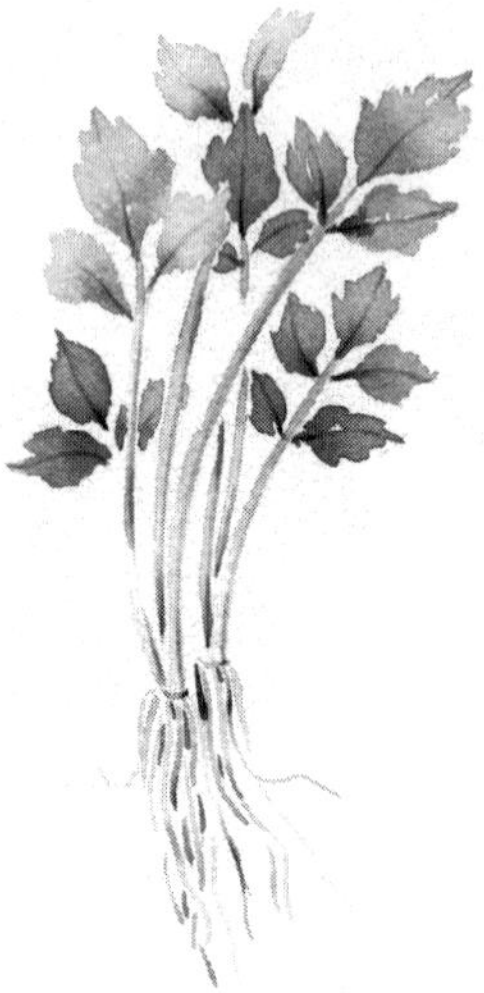

簡単レシピ
数量は目安です

【芹のきんぴらごぼう】

　きんぴらごぼうといえばお相手は人参ですが、ここでは春先の味、芹のきんぴらをお試しください。とても美味しいですよ！　要はシャキシャキとしているものなら何でもよいのです。昆布出汁を使って下さい。

❶ ごぼうは斜め切りにして千切りにします。

❷ 芹はごぼうの長さにそろえて切ります。

❸ 鍋にごま油を引いてごぼうを炒めます。ごぼうの色が変わって甘い匂いがしてくるまで炒めます。

❹ ごぼうが３分の１くらいつかる量の昆布出汁を加えます。ごぼうが歯ごたえを残して柔らかくなるまで蓋をして煮ます。出汁は少な目に入れて足しながら煮てもよいでしょう。

❺ 水分が無くなる頃合いを見て芹を加え、ウオーターソテーにします。

❻ 濃口醤油を回しかけて軽く炒りつけて完成です。

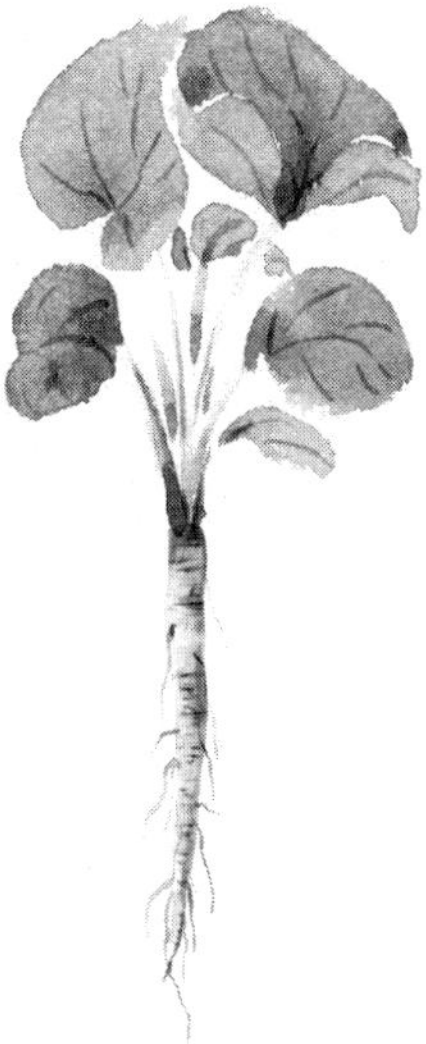

【甘栗ご飯、レンコンご飯、ごぼうご飯】

栗ご飯は下拵えが大変ですが、甘栗なら簡単です。品質の良い甘栗を買ってきてください。

❶ 玄米ご飯を炊く時に、甘栗を加えて昆布を一片、普段の玄米ご飯より塩味をほんの少しきかせてください。

❷ 小豆を１時間くらい浸水して加えてもよいでしょう。

❸ また、さつまいもをサイコロに切って加えてもよいでしょう。

❹ 味の調整は黒ごま塩が最適です。

❺ レンコンご飯は、レンコンを小さめのサイコロ切りにして、薄口醤油をまぶして 10 分下味をつけます。

❻ ごぼうご飯は、ごぼうはささがきにします。これも薄口醤油で同じく下味をつけます。

＊レンコンとごぼうには、下味の段階で油抜きをした薄揚げの細切りや、舞茸などのキノコを加えると味がよくなります。

簡単レシピ
数量は目安です

【きゅうりと沢庵の白ごま和え】

これはもっとも簡単な夏のお料理です。

❶ きゅうりは板ずりしてから、千切りにします。

❷ 沢庵は適当に塩抜きをしてから、同じように千切りにします。千切りにしてから塩抜きをしてもよいのですが、その場合は水気をよく絞ってください。

❸ 合わせて白ごまのすったものを加えます。

❹ 糸寒天を軽く戻して加えると、クラゲのような感触です。

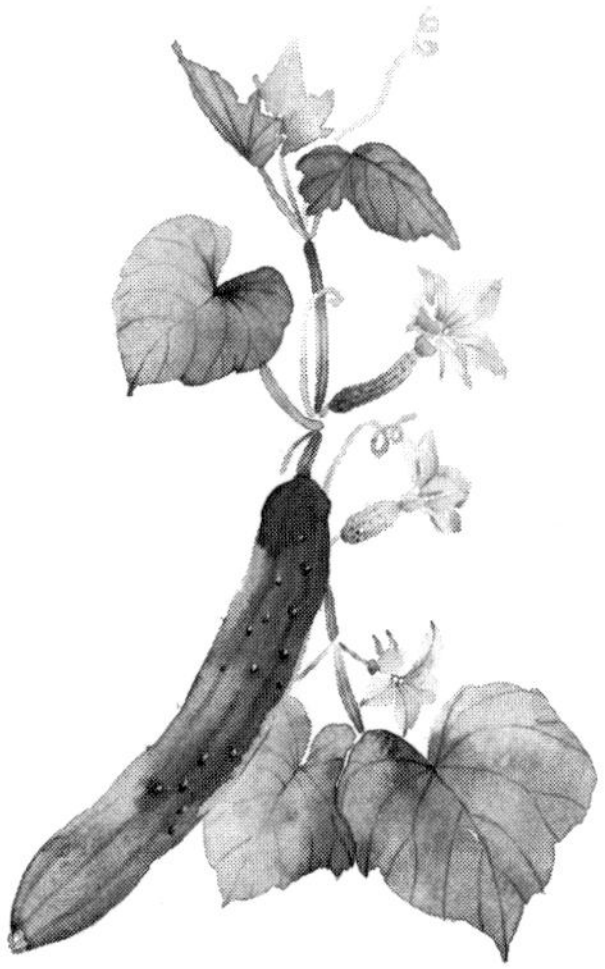

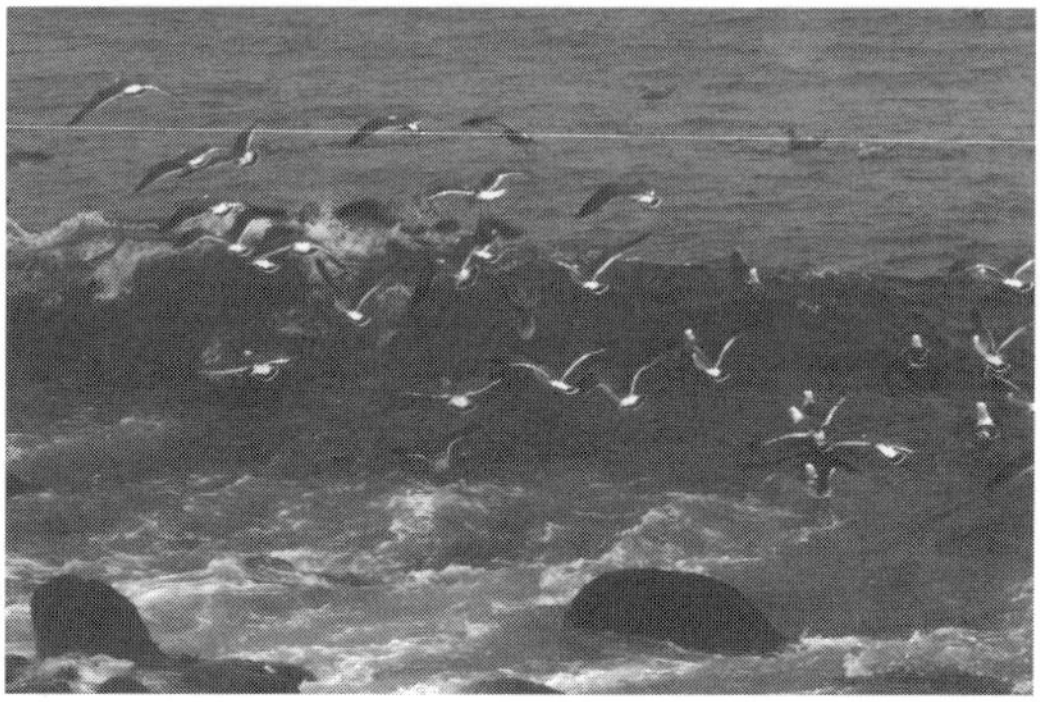

Part-4

病と健康

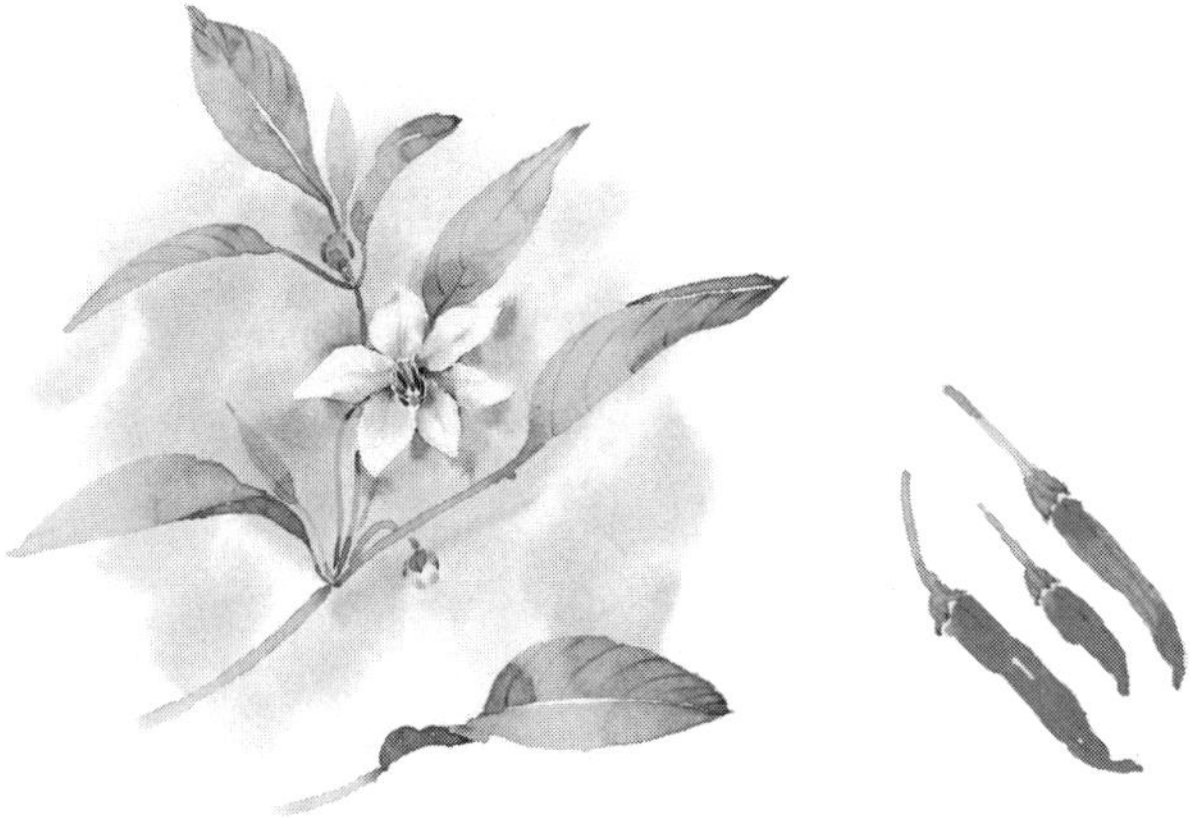

健康と自然

天行健《てんこうけん》なり。

「健康とは？」という問いに、これほど見事に端的に答えてくれる言葉はありません。わずか数文字で表わされる内容がこんなに大きいとは、と感動してしまいます。

高校時代にＷＨＯの健康の定義を習いました。覚えていらっしゃいますか。「健康とは身体ばかりでなく、社会的にも精神的にも完全な良好状態である」「でもでも、じゃあ一体どういうのが良好なの？」と思ったものです。

天行健なり。天行、つまり天の動きのごとく、日々怠りなくとどまることなく巡る状態が健康なのです。身体のあるべき機能が滞ることなく、時々刻々動き続けなければなりません。地球を例にとれば、「銀河系の自転の中で太陽の惑星としての公転軌道をめぐり、地軸を中心に回転しながら、月の公転と自転を許容する」のが健康な姿です。

私たちの身体も天体と同じです。宇宙に様々な星や銀河があるように、体内には細胞や器官があります。星や銀河はばらばらに浮かんでいるのではありません。細胞や器官も力の作用であるべき位置にあり、あるべき機能を果たしているのです。

そもそも健康なるものが人間の意識に登場したこと自体が、既に不健康が一般化していた証拠になるでしょう。

文明が発達して病気について何が変わったかといえば、病気をしていても生きられるようになったということかもしれません。だから病気からの回復が、病気にかからないという本来の有り方と同じように重要になったのでしょう。それまでは生死そのものが問題だったのです。ある意味で文明が病気の原因であり、文明が開けてはじめて病気も開けたのです。

文明は自然に対する病気の別名で、健康とは人間を含めた動物の自然だったのです。健康は天行なのですから、これもまた自然の別名です。生物の体とその精神活動の自然を、健康と特別に呼んでいるだけなのです。

それが、マクロビオティックで自然なものがよい、という理由です。自分を振り返って、生活の中から不自然さをなるべく捨てることが、健康回復や病気治療の第一歩です。文明と自然の関係をもう一度見つめなおして文明に規制を加えることが、人間の叡智だと思います。文明を自然と対立させてはいけないのです。

人間は自然の一部であって、自然を規制することは、自分の首をしめることと同じです。だから自然を汚せば人間が苦しむことになります。

私達人間は自然から生まれ、自然を食べ、自然にまた戻ります。

不自然さが寿命を縮めます。文明を如何に自然なものに変えることができるかどうかが、人間にさらなる進化ができるかどうかの鍵になるのではないでしょうか。

さて、私達は生命の力を維持し続けるために食べていますが、その力がまっとうに働けるように食べなければなりません。まっとうに働くというのがどういうことかといえば、地球上の生物であるからには、地球の自転周期にまず順応して動かねばならないということなのです。つまり朝昼晩という変化に応じて、体調を変化させなければならないのです。

さらに、公転周期の春夏秋冬という季節の巡りに合わせなければなりません。というより、本来合うように組み立てられているのです。

地球上のものはみな地球の動きと一体なのです。生物も無生物も地球から生まれ、一定の時期を変化し続けてまた地球に戻るのです。

細石《さざれいし》は巌となってまた砂に戻ります。一年草は一年で、多年草は数年で、木々は何十年から何百年かけて一生を終えます。虫は一年から数年、動物は数年から数十年の生涯を持っています。

太陽の一部としての地球も現在まで40数億年、これからも陽性化の過程をたどって太陽に吸い込まれ、燃え尽きて、数百億年後かどうかは定かではありませんが陰性の放射物になるでしょう。

人体も天体と同じように回り続け巡り続けなければいけないのです。

そのために何を食べなければいけないかという問いの答えを、桜沢先生はマクロビオティックという形で示し、久司先生はもっと具体的に「マクロビオティック標準食」（52頁参照）という形で示されました。

マクロビオティックに巡り合えた喜びは本当に大きいのです。どうか実践して、自分の体と心でお試しいただきたいのです。自分の自転と公転がスムーズに動きだすと、病気という異常な動きも修正され自然に健康を取り戻すことができます。

病気の始まり

マクロビオティックの見地からすれば、健康も病気も取り入れた結果で変化の局面に過ぎません。何を食べたか、食べ続けたかによるものなのです。毒死などはその極端な例であり、食べてはいけないものを食べた結果です。

もちろん外傷などによる失血も死に直結する事態ですが、そのような外科的緊急事態に関するマクロビオティックの見解は別にするとして、食べたが故に起こる通常の異常事態（病気や死）の原因は先ず二つに分類できます。

それは、吸収の段階で起こる問題と排泄の段階で起こる問題で、さらにそれぞれが量の問題と性質の問題を持っています。取り入れ、排泄する器官である消化器系で説明すると、次のようになります。

1　吸収の段階での問題

まず嘔吐と下痢という反応があります。この反応は身体の防御の段階に属して、健康を維持する上で大切な機能です。

吸収が比較的ゆっくり起こる毒物や軽度の毒物などはこの嘔吐と下痢により排除されます。また、砂糖やアルコールなどに代表されるような、消化器系の吸収とは本来異なった口や胃の粘膜からの直接的な吸収がありますが、急性の毒物と同じ吸収経路で防ぎようがなく、大量に摂取されると粘膜をただれさせたり、急性のアルコール中毒のように死に直面させたりすることもあります。これらは、皮膚からの吸収と同じで血管に直接取り込まれます。

さらに、吸収器官の異常によって正常な取り入れができないものがあります。これは次の段階の排泄が上手く行かなくなった結果、器官の機能や構造上の問題が発生して起こります。排泄物の蓄積による障害であれば食の是正によっていずれ回復しますが、器官の異常が遺伝子レベルまで進んでいる場合もあり、健康回復が難しい事態もあります。

また、本来食べられないものが、調理によってあるいは吸収細胞の状態によって吸収されてしまう場合があります。あるいは毒物であるが微量なので吸収されても目立った異常を引き起こさないものもありますが、このような場合は蓄積が問題となります。

つまり、人体の吸収システムの対象ではないものでも柔軟な吸収機能や腸粘膜の異常のため取り込まれてしまうものがあるのです。例えば牛乳などの分子の大きいたんぱく質や脂肪などは人類の大方は分解酵素を持っていないので下痢などを起こし排泄されてしまうものです。これが慣れや粘膜の状態によって吸収されてしまうと排泄に進む段階での問題を引き起こす原因になります。

異常たんぱくとして免疫系に記憶されてしまうとアレルギー問題を引き起こしますし、乳脂肪の排泄系、つまり皮膚や乳房などで詰まってしまいます。長期の食習慣によって牛乳に対する分解酵素を遺伝的に獲得した北欧人は、吸収の問題はありませんが、例えば長期に摂取すると白内障などを引き起こしやすいことが証明されています。

２　排泄段階での問題

人体の排泄機構は、口から大腸、肛門までの消化器の両端、腎臓に代表される泌尿器系、皮膚及び乳腺です。

消化器系では嘔吐が口から、下痢が肛門から、それぞれ吸収を最小限に食い止める働きです。泌尿器系の排泄は血液を通した老廃物の排泄、皮膚は汗腺を通じて主に皮脂や不要ミネラル等の排泄です。汗腺から発達したといわれている乳腺からは、母乳と母乳成分様のものが排泄されます。

それ以外にも呼吸器系から咳や痰、神経系の露出部から目やに、鼻くそ、耳垢、それから皮膚そのものの剥離、爪、体毛類があります。

このような排泄はそれぞれの機能の能力と対応物質の範囲内であれば、正常の過程といっても構わないと思いますが、能力を超過して排泄物が残り始めた時、あるいはその能力の全力稼働が続いて疲労状態になった時に病気が始まります。

排泄物がそれぞれの排泄器官周囲や関連器官にたまり始め、身体は何となくだるく疲労を感じ始めます。疲労は排泄が困難な排泄物が摂取され続けなければ時間がかかったにしても解決されるものです。しかし食習慣の見直しはなかなか実行されません。それでたまるだけたまってお手上げ、つまり排泄不能状態となります。

排泄の問題は表面化するまでなかなか認識されにくいものですが、その理由もそれぞれ二種類あります。量の問題と質の問題です。

量の問題は処理能力の問題です。例えば最も身近な水分を例に挙げると、水分の過剰摂取は保有能力の限界までは何とか働いていますが、いわば水浸し状態が続くので、水分処理のターミナルである泌尿器系、呼吸器系で水膨れ状態となり、浮腫を起こして機能しなくなります。

質の問題は、何とか吸収はされたものの、元々人体の排泄システムの対象外で、分子量等の化学的性質により、排泄が困難になったり不可能になったりするというものです。例えばイタイイタイ病のカドミウムですが、人体はもともとカドミウムの排泄機能を持っていません。体内蓄積が始まり、蓄積場所によって様々な身体器官の機能異常へと進行するのです。

水俣病は水銀汚染された魚を食したことによる水銀の体内貯留が原因ですが、水俣地方の水域に棲んでいた魚も排泄不能による被害者といえます。余談ですが、水俣病は抹茶を常飲していた茶道関係者には被害が少なかったことも報告されています。お茶の葉を繊維ごと服する習慣が、蓄積を回避させたといわれています。


また日本人の死因のトップとなっている癌については、細胞再生の問題だと考えられます。排泄が不可能になって機能を果たしている細胞が壊されてしまい、新しい細胞を再生する必要が生まれ新陳代謝が活性化しすぎて、異常状態を引き起こすのです。陸上選手のラストスパートともいえる体の健気な反応というべきものです。

そこに必要な援助は、「排泄」と「再生に必要な正しい材料の補給」です。外科的切除の選択が早期発見に大きく成否をゆだねている理由がここにあります。末期になると切除はしても回復能力や体力に問題があります。早期であれば排泄の促進と適切な補給によって当然回復するはずで、マクロビオティックは「排泄異状物の摂取遮断と正しい材料の補給」を果たしているのです。

それからもう一つ、エネルギーそのものの排泄があります。この場合の異常は排泄物の性質の異常です。例えば行動、感情、精神の異常として現れるものです。消化管を通しての食べ物や呼吸器や皮膚を通して取り入れたエネルギー状態のもの、いわゆる「気」などの力として取り入れたもの、自分が作り出した想念や他人から受け取った感情や思想なども、穏やかな自然物として排泄（表現）されるべきものですが、そのエネルギーの性質により異状な波動として現れることがあります。

これは理性やスポーツなど、何らかの紛らわし的代用の発散方法などで抑えられることもありますが、それは方向性の問題で必ず発散されてしまう性質を持っています。現代社会の精神的異常を改善する方法としても、マクロビオティックの「排泄異状物の摂取遮断と正しい材料の補給」は誰にでも応用できる方法なのです。

死とは何か

死を端的にいえば、「その形の終わり」です。その形が力を内部に保てなくなった時その形は崩壊します。

人間でいえば「私が私の形を保てなくなった」時、私が死にます。「私」とは環境から私の力が囲い込むことができた領域のことです。「あなた」は「あそこの私」、「そなた」は「そこの私」です。

その力が生命力といわれています。その力が私の中にある間、私の形が機能し続けるからです。その力は形、つまり健康を維持する力です。私の力とあなたの力とは種類は同じですが、大きさや強さなどの条件は違います。したがって私とあなたの寿命も強さも違います。

もって生れた強さが違うならば、健康維持の鍵はその力をいかに無駄使いせずに維持できるかにかかっています。肝臓をいかに無理やり働かせないか、心臓をいかに規則的に動かすことができるかにかかっています。肝臓の機能を酷使すると、それでも私の力は私を維持しようと精いっぱいの努力をします。危険だからこのくらいでやめようということはありません。不可能になるまで働き続けます。それで困難や不能、つまり病気になるのです。

私の力は私を決して見限ることはありません。でも見限ったと同じ状態、不可能になった時には、不本意かもしれませんが死なねばなりません。病気による崩壊の原因は通常、壊死か硬化です。崩壊部分を再生させるか、全体的に再生させるか、可能か不可能か、再生速度が間に合うか、マクロビオティック以外に積極的な解決策を提示できません。

なるほど西洋医学はかなり即死を回避させると思いますが、その後の方法論を明らかにしてはくれません。希望や展望の根拠を明らかにしてはくれません。いつまでも希望を抱き続けることはできないのです。

時間的余裕があればマクロビオティックですべて解決できると思います。間に合わなければ当然死ななければなりません。その時に、その場における最良の方法を模索するべきです。どちらにしても、マクロビオティックを学ぶことは人生観の転換をもたらします。

自分のしてきたこと、自分の食べ物に対する態度、家族や社会との関り合い方、自然界や宇宙に対する態度、様々なことを考え直し、自分の波動量の大転回をもたらすことができます。それによって奇跡が起こるかもしれませんし、起こらないかもしれません。しかし、その時は死というものを受け入れることができるでしょう。そして死に方を変えることができるはずです。最低の場合でも痛みは相当軽減できると思います。

たとえ健康で長寿を楽しむことができても、人間いつかは死ななければなりません。長寿の恩恵は、死という卒業式に向けて十分準備ができることです。ですからたとえ長寿であっても、臨終でじたばたするようでは何の価値もありません。それより大病をして不幸にも再生することはできなかったけれども、自分の波動量を大きくする機会に恵まれて死んだ人の方が何百倍も幸運なのです。

なぜかといえば、私達の波動量を大きくすることが人生の目的なのですから。私達は死というものが怖いと思っているだけなのです。死というものを知らないのです。死とは自分の境界、つまり「私」を融解することです。ある意味で自由になることですが、自分が自由になれないまま死んでも自分の境界を解くことはできません。死んだ後では境界という波動、意識は、自力で「解く」のではなく勝手に「解ける」べきものだからです。

解け方によって人間の波動は7段階に分けられるそうです。その行く先は遠くも近くも同じ無限ですが、人間は人と生まれて初段、それから何度も死んだり生まれ変わったりして7段までの、無限に近づくための修行が必要なのかもしれません。

幼い子を二人も亡くした父は、「夭逝する子は生まれることだけが知りたいことなんだ」と私に言いました。3ヶ月と6ヶ月で死んだ小さい弟達の位牌に手を合わせるたびに、父の言葉を思い出します。

家族を失うことは悲しいには違いありませんが、その悲しみが死ぬ人の人生に対するその人の悲しみでない限り、つまり、傍にいる自分の感情である限り、それは薄れていくものです。その人の悲しみを軽くするためには、その人の波動量を大きくする手伝いをするしかありません。だから、生きている人にマクロビオティックを教えてあげることに大きな意義があります。

しかし、既に喪ってしまった、愛する人にはどうしてあげられるのでしょうか。自分の無力を思うならば、お祈りを捧げることでもいいのです。ただそのお祈りは自分の悲しみを源泉としてはいけません。その人が大きな波動の中に取り入れられて自分の限界を融解できるように祈らなければなりません。大きな波動というのが分かりにくければ、阿弥陀如来の腕に抱かれること、つまり阿弥陀様の一部になることでもかまいません。

祈りというのは力をその人に届けることなのですから。

マクロビオティック生活＝風邪をひかなくなる

風邪は万病のもといわれていますが、マクロビオティックを実践していると風邪をひかなくなります。その前に下痢も便秘もなくなります。慢性的な下痢や便秘の方がもっと根源的な病気のもとです。本来下痢は食べてはいけないものを食べた時の身体の予防機能です。マクロビオティックを始めて食事が正しく落ち着いてくると、腸の異常のために下痢や便秘をするということがなくなります。腸が整ってくると、腸は皮膚と同じ起源ですから、皮膚はもちろん皮膚から派生した神経系、骨格系、排泄系が整ってきます。それが落ち着いてくると体全体がよくなってきます。アトピーも落ち着いてきますし、様々な体調不良が解決し始めます。呼吸器系も当然強くなって、風邪をひかなくなります。

身体から様々な所にたまっていた脂肪や粘液状のものが自然に排泄されてきます。低体温だった方の脂肪や粘液状のものは固形になってこびり付き、身体の機能を低下させています。それが体温を取り戻して恒温動物の体になって来ると、溶けやすく排泄しやすくなります。溶かしやすくするために考案された「切干大根茶」（197頁参照）などを心がけて飲むと、さらに体中に固まった脂肪などを溶かして排泄しやすくします。マクロビオティックの食事で余分なものが取り込まれなくなると、身も心もすっきりしてくるはずです。

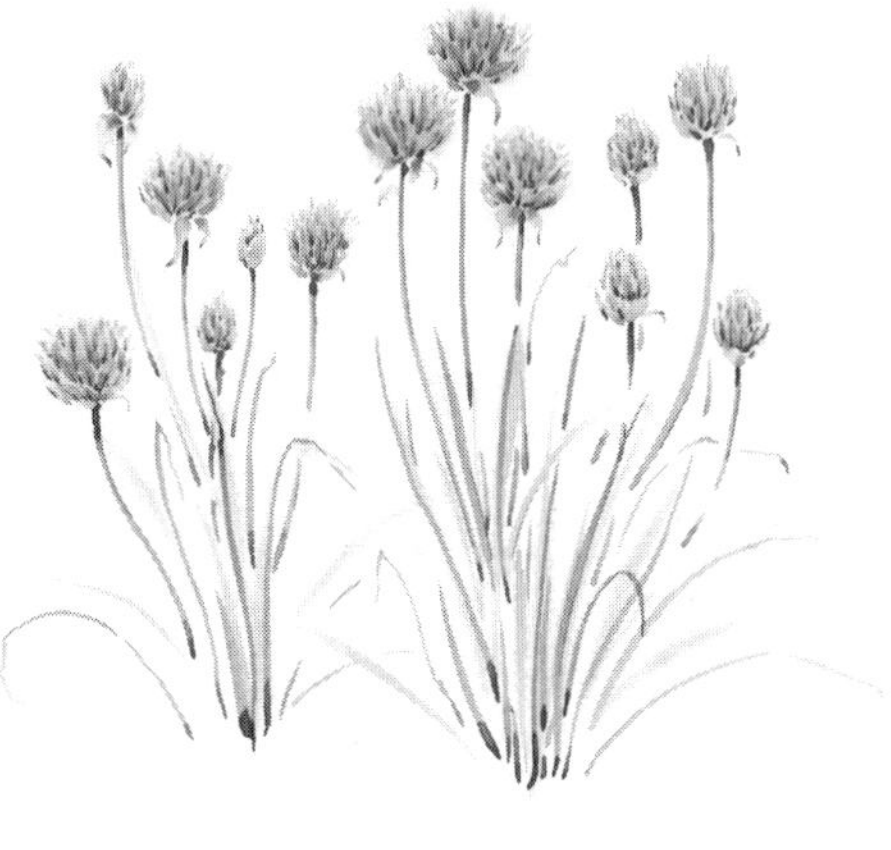

❄ 猫のストレス

近頃ニュースで、事件後の子供達の心理上のケアについて、よく見聞きするようになりました。ストレスという、すっかり日本語の中に定着してしまった感がある言葉ですが、このストレスに対処する道筋の複雑さが、人間の心理症状の複雑さを生み出しているような気がします。我が家のシマネコちゃんの、ストレスの発生時から消滅時までの状況を、つぶさに観察する機会に恵まれたために、はっきりとその思いを深くしました。

それは四年余り前、孫がすっかり歩けるようになって我が家に来てくれた時のことです。子供は好奇心のかたまりですから、シマネコちゃんに対しても好奇心と嬉しさ丸出しで、あらんばかりの表現力で迫ります。

大体猫というものは子供が嫌いです。猫は自由が好きで、子供に対して譲るのが苦手なのですが、そこは飼い猫の身、多少人間社会にもなれて、人間との接触を調節して生きています。

猫は通常我慢の限界まで我慢して、度を越すと一撃に転じ逃げ出します。しかし我が家のシマネコちゃんは、じじばばの孫可愛さをよく察してひたすら逃げてくれたのです。

どんな動物にも油断できる場所というものが必要です。飼い猫はあのお腹を丸出しにしてひっくり返って寝る場所が必要なのです。これが飼い猫の長生きの秘密です。

そんな我が家をシマネコちゃんは奪われてしまいました。孫に見つからないようにと多少の配慮はしたのですが、シマネコちゃんもまたテリトリーを主張したかったのです。孫の目のいく範囲で寝ることに固執しているかに見えました。

シマネコちゃんは一日に何度も孫の大歓迎に会い、日々やつれていきました。やせ細り毛は落ち毛色はあせて、明日にも死ぬかとさえ思われたのです。

孫が帰京する日になりました。じじばばは寂しさに襲われていましたが、シマネコちゃんは途端に元気になりました。あのやつれ様は跡形もなくすっかり消えてしまいました。こんなに猫のストレス回路は短かったのです。

思いは体に直結し、良きにつけ悪しきにつけ問題の展開は早いのです。原因がなくなった途端心身ともに解決します。

人間と猫は何処が違うか、それは大脳の働き以外にありません。ストレスを振り返ってそのしくみを認識することに、人間のストレス対処法の糸口があるような気がします。

孫は段々大きくなって猫に対する思いやりも身につけ、シマネコちゃんに遠慮するようになりました。今ではあの台風のようなストレスもシマネコちゃんは覚えていないと思います。

マクロビオティックの観点からいうとストレスも食べ物（取り入れるもの）の一つなのですから、私達は自分達でその対処法を見つけなければなりません。ちょうど良いストレスは生きるために必要なものです。その良い範囲の広さには個人差があります。

ストレスについていろいろ考えさせられた孫とシマネコちゃんの思い出でした。

❄ 酸化と酸化防止剤

女性だったら（男も）毎日の食事の仕度で加工品を手にすると、酸化防止剤という文字を必ず目にします。酸化防止剤にも天然と人工とがあって、現在の商品化した流通社会では、特に加工された食品は、多かれ少なかれ酸化防止剤のお世話にならざるをえません。

医薬品や化粧品にも、のりなどの事務用品にも、生鮮食品にも、消費社会という経済市場にある多くのおよそ酸化するものには酸化防止剤が含まれています。

なぜ酸化するといけないのでしょうか。その理由は全ての生物がみな本能的に知っています。酸化というと学問的ですが、端的に生活上の言葉では腐るといいます。

腐ったものは食べてはいけない、皮膚に塗ってもいけないことを皆知っています。体は自然に下痢を起こし、皮膚の表面は炎症を起こします。なぜでしょうか?

身体は体内に腐ったものを取り込まないように下痢や嘔吐で排除し、害を受けた皮膚は腫れたりただれたりしてやがて剥がれ落ちます。万が一吸収されたら、各段階で皮膚の反応と同じように、炎症反応を起こしたり熱を出したり、細胞を一部破壊したりして排泄過程に取り込まれます。

要するに酸化した物は排泄されなければならないのです。ですから、身体の能力以上に腐ったものを取り込むと、身体はその形も機能も破壊されてしまいます。酸化とは排泄、つまり分解還元過程の始まりです。

酸化と還元は理科では反対の逆行程のように習いますが、身体の中では同時に並立して進んでいます。そして修正はできますが巻き戻しはできません。酸化が進めば行き着く先は崩壊です。この地球という大気圏内にあるものの生成分解の過程は、酸化還元の過程として現われます。

現在の地球上の生物では、スタートは酸化から始まります。私達は酸素無しに一分と生きていけません。酸化の熱で私達は生きています。生涯は酸化の始まりから終わりまでです。

老化は酸化と同じです。新陳代謝という行程で「新」が勝っている間は、「陳」(古くなる・古くなったもの)のマイナスが相殺されていますが、「新」が落ちてくると「陳」が目立ち始め、老化が目に見えてくるのです。つまり酸化は死への過程です。到達点は「死」です。

それで天然の生物はみな独自の酸化防止機構を持って酸化のスピードを制御しています。この酸化防止機構を如何に正常に働かせるかによって、寿命を早めたりいっぱいに使ったりできるわけです。

では人工の酸化防止剤は何をしているのでしょう。これは生きているものの寿命を延ばしているのではありません。みな死んで急激な酸化分解の過程に入ったものを、なるべく死んだ時のままに維持しようとしているだけなのです。

つまり自然な宇宙の法則の例外を作って、その展開を阻止しているのです。そんなものを食べると、体内では酸化防止剤はその食物と同じ消化過程で吸収されます。今度は私達の体の中で、宇宙の法則に従って運営されている体内のメカニズムの邪魔をすることになります。

私達の体は宇宙の法則の展開のままに、酸化という方向性を一貫して持って動いているのです。良くて余計なもの、悪いと過剰作用や逆作用の毒という負担を体にかけることになります。

酸化防止剤は商品を長持ちさせるかもしれませんが、結局のところ自分の体の「もち」を悪くします。極端にいえば酸化防止剤を入れなければ食べられないようなものは食べてはいけないのです。

収穫後、あるいはできてから腐らずに運ぶことができる範囲が、本当の流通可能範囲です。塩蔵や乾燥などという自然の力を利用したもの以外の、少なくとも食品の成分を不自然に変えるような保存方法は止めたほうがよいといえます。

生のものは、生のままでは保持できないのが当たり前です。どんなに文明が発達しても、東洋の思想やマクロビオティックでいう「身土不二」という原則は、宇宙の秩序ですから絶対になくなりません。人間と環境（周囲の食べ物）は一体です。

酸化防止剤は、食品や体につけるものを、極論すればミイラにするためのものなのです。ミイラは腐らないように、つまりバクテリアなどの餌にならないように考案されたものです。ミイラは虫も食べないのです。そのようなものは食品ではありません。人間の食品に許される酸化抑制法は、自然の人体の仕組みに害を与えない範囲でなければなりません。

こういった保存方法は既に伝統的な知恵として受け継がれています。それでマクロビオティックでは伝統的な製造方法や保存方法を選択するのです。

❄ うたた寝と風邪

うたた寝をしたら風邪を引くと、マクロビオティックを始めて数年経つまで思っていました。体の調整機能が眠っている間は低下して、それで冷えに対する防御が完全にはできないのだと思っていました。しかしある時、何も掛けずにうたた寝をしても何とも無いことに気がついたのです。

「え？　うたた寝をすることと、風邪を引くことは全く別のこと？」という問題に気がついたのです。

翻って世界を見回してみれば、うたた寝をして風邪を引くのは独り人間だけのようです。皆動物はうたた寝のような寝方をしています。寝る時は布団を掛けて暖かくして寝るというのが、私達にはもう当然のようになっています。しかし動物は体が風に吹かれるとか、雨に濡れるとかという特殊な状態に曝されると防御はしますが、ことさらに暖めたり密閉状態にはしませんというより、できません。それで風邪を引いたりしていては生きていけません。健康体は風邪を引かないはずなのです。それで動物達は生きています。健康な個体のほうが少なかったら絶滅するはずです。でもちゃんと生きています。

うたた寝をして風邪を引くようだったら、自分の生活を反省しなければいけないのです。健康体でないことを知って改善しなければいけないのです。

久司先生の『マクロビオティック健康診断法』（日貿出版社刊）を翻訳している時、あざの項で「青あざ（いわゆる黒ガイ）は本来できるものではない」というのがありました。

「え？　そうなのかな？」と思っていたのですが、未熟にも不注意で車のドアで向う脛をひどく打ってしまいました。腫れて傷口ができました（当然痛かったのですが）。「あ～あ、黒ガイができるなあ」と思いました。ところができなかったのです。

当然できる筈のものができなくて、怒ったような骨の腫れが自然に引いて、傷口もまた自然に回復していきました。なるほど青あざができるのも健康体でない証拠なんだと思いました。

青あざというのは末梢の血管が切れて内出血を起こした結果です。本来血管が切れた場合、体は（血管も血液も）止血反応を起こします。体の反応がカバーできないほどの血管の損傷は、場合によっては死に至るのですが、それでも体は防衛のために最大限の努力をします。

血管の切り口を収縮させ、血液凝固分子を急行させます。青あざの大きさは、その防衛能力の程度に反比例するのです。健康なほど出血しないものなのです。ですから病院で採血や注射をしたときにいつまでも出血するのも同じことです。

私達は日常生活の中に、たくさん自己評価の材料を持っています。謙虚に受け止めて自分を見直し、悔い改める（食を改める）材料にしたいものです。

＊痛みとマクロビオティック

久しぶりに歯医者さんに通いました。哀しいかな、マクロビオティック教室の講師ともあるまじき姿です。でもこれも自分を省みるよすがと、ありがたくいただいて歯の治療をしました。

今では歯の治療にはほとんど麻酔がかけられます。我慢しても涙が出てしまったり、筋肉の痙攣のようなぴくりと動いてしまう辛さは昔話になりました。注射針もごく細くなって、芸術ともいえるような気がします。

昔、つまり私が小学生くらいの時は、腕にする注射と同じだったのですから、私にとって隔世の感があります。皆様はいかがですか？　ところでお話ししたいのは注射針の話ではなくて歯痛の話でした。

経験がおありだと思いますが治療後には流石に体も怒って痛みますよね。マクロビオティックのスタイルで体を作っている人は痛みも少ないのですが、それも時と場合によります。

体の反応というかバランス調整なのですから。それでこういうのは痛みが痛みを呼びますから、歯医者さんでは必ず痛み止めを処方してくれます。私には便利な夫がいますから、こういう時取って置きの漢方薬をもらいます。この漢方薬は歯痛の初期などの痛みにもけろりとさせてしまうので、患者さんに上げた場合必ず「痛みがとれてもいずれまた再発するので歯医者さんに行きなさい」と言わなければならないほどです。

人間って、なかなか頭部の痛みに対処するのは難しいなと思います。体は自由に動くのですが、目や耳、歯の痛みに自分で対処するのはかなり大変で、誰しも経験があることとです。そこでこの漢方薬の登場となります。

歯を治療などで不自然にいじった時には、痛みが来ないうち、つまりまだ麻酔が効いているうちに一服飲みます。そして食事を厳しく陽性よりの中庸にして、寝る前にもう一服飲んで寝ます。

あくる日はもう歯は痛くないのですが、今度は麻酔薬によるちょっとした頭痛です。こんな時は、梅醤番茶（197頁参照）が一番です。甘いものの食べ過ぎの頭痛と同じです。

痛みって何でしょうか。これもずいぶん昔の話ですが、不注意に包丁で人差し指の先を爪に2、3ミリかかるくらい削ぎ落としたことがあります。すぐに血止めをして手当をしたのですが、夜になってズキンズキンと眠れなくなりました。一人で我慢するのも辛いものですが、この時、痛みの正体を知りました。

痛みはシグナルです。救急部隊出動の合図なのです。ですから、この時何をすべきかというと、シグナルは「ここだ!!」と叫んでいるのですから、「そこね!!」って意識で応えればよいのです。

意識をそこに集中して細胞レベルでの修復をイメージするのです。シグナルの必要が無くなると痛みも薄らいできます。おかげで眠ることができました。

この時の傷はかなり重症だったのですが、とても良い経験だったと思います。だから動物が怪我をした時は泣くこともなくひたすらじっとしているのだと思います。人間は痛みの辛さに心を奪われがちですが、痛みが体の大切な伝令だということを知ると、余程のことでない限り早く痛みから解放されるようです。

もう一つマクロビオティックを知っていたか知らなかったか忘れましたが、その頃の痛みの話があります。非常に疲れていたのでしょう。尾篭なお話で申し訳ありませんが、夜中に痔の痛みで目がさめたことがあります。

地割れのように筋肉が割れたかのような痛みでした。温めれば何とかなるかもしれないと、寝ている主人に気づかれないようにそーッとトイレに立ちました。辿り着くなり痛みで卒倒してしまいました。

それから先は覚えていないのですが、大きな音がしたのでしょう。寝かされて点滴を受けていました。人間も忍耐能力の限界を超えた痛みには気絶するものらしいと、これも貴重な経験です。

❋ 主人の患者さんの話

主人の患者さんの中には、主訴が「他の病院でもらったお薬はどれとどれを飲めばよいでしょうか」という方が何人もいます。それというのも薬の量が半端ではなく、主食が薬かというほどに、朝昼晩それぞれ20種ほども薬をもらってその薬を飲めば、もうご飯が食べたくなくなるのではないかと思う位なのです。

そういった患者さんは大病院で担当医が交代するたびに、薬が前の処方に付け加えられていくことが多いからです。昨日などは、主人が言うのにはその中から4種類ほど選び出してあげたそうです。そしたら患者さんがため息混じりに、「向こうの先生に減らしてくれとは言えないし、薬代はかかるし」と言うので、主人は自分が減らしたと言うように指示をしたそうです。

昨日子供達と話し合っていたことですが、食事というものは人間生活にとって最も基本的なことですし、食事の改善なしに人間本来のあり方に立ち返ることはできません。でもこの世にはまだまだマクロビオティックに出会わない人もいるし、マクロビオティックを極めることはなかなか難しい状況です。社会として医療が全体的な保護の役目をし、個人には体を鍛えるという積極的な意欲が必要でしょう。

その医療がマクロビオティックを基本に据えれば、社会と個人との関係がどんなにかうまくいくだろうと期待しています。マクロビオティックが社会と個人の両サイドから進められることが理想的なのです。

❄ 腸内細菌とマクロビオティック

私のマクロビオティック教室のお助け講師である主人が、教室で腸内細菌について少しお話をしました。有害細菌と有益細菌の棲み分けについて、その腸内環境の違いを短い時間でしたが説明をしました。

それで主人の話を聞いたり、様々な本を読んでみたりして考えたことを整理してみました。また得意の独断的仮説です。とはいうものの、私はこれが真実だと信じていますが……。

皆さんはなぜ腸内細菌が自分の体の中に寄生していると思いますか？　なぜ有益細菌と有害細菌とがいるとお思いですか？　人間は勝手に有害細菌を差別しているわけですが、生物としてみたならば有益も有害も無いはずです。

生物は環境条件によって発生し棲みついているわけです。マクロビオティック流にいうならば、そこに食があるからということになります。

有害細菌が増えるのは、私達の腸内が有害細菌の食べ物で溢れているからです。というよりも、そういう食べ物は有害細菌しか分解できないのです。有害細菌の担当なんです。食の量が増えれば固体数が増えるというのは自然界の掟です。仕事が多いから担当者を増やしたのです。当然ではありませんか？

細菌も生命体です。生命は「食行動をして排泄行動をするもの」です。これが宇宙の変化の法則ですが、その排泄したものが人間にとって有害なのを有害細菌、有益なのを有益細菌といっているのです。

人間の腸の吸収の仕組みにあっているものを排泄してくれる細菌が有益細菌、毒を排泄する細菌が有害細菌です。O－157の事件がありました。あれはあの大腸菌がついていたものを食べたことが真の原因ではないのです。誤解を恐れずにいえば、食べたことが契機にはなりましたが、原因は腸内がその大腸菌の餌場として適切だったからです。

現在有益細菌といっているものを吸収のパートナーとして人間は選んできたのです。ということはそういう細菌の好むものを主食として自分の体の仕組みを作ってきた証拠なのです。そういう細菌の排泄物を人間は腸内で食べています。

有害細菌が好むものを食べられるように体の仕組みを変えたい方は、これから何億年か進化の歴史の捨石にならねばなりません。そのつもりならたくさん動物性のものを主食にしてよいと思いますが、医療の力を借りては進化の捨石になれません。そこのところをよく納得して私達は自分の食べるものを決めなくてはなりません。

病気になったら医療でというのはひどく無責任なことなのです。自分に対する無責任を改めない限り、医療に過剰な期待を掛けて裏切られるのです。自分の体の基礎をしっかり選択しなければなりません。体の基礎は、いわずもがなの「食」です。

ところで最初の問題、なぜ腸内細菌は腸内に寄生しているのでしょうか？　これに答えるためには、私達は根本的に自分の頭を切り換えなければなりません。

それは「腸内は自分でないから」です。教室では何度も話してきましたが、動物の消化管の発生が、細胞の一部がへこんで細胞内に取り入れた外界でした。その太古の姿そのまま、口から肛門までの空間は外界なのです。自分の中の外界！　消化管の粘膜は皮膚と同じです。機能によって変化はしていますが、同じです。

ですから皮膚病の方は消化管の正常化をしなければ治らないのです。

自分という意識はテリトリーの意識と同じです。いわば国境みたいなものなのです。腸などの消化管の中は、内海みたいなものです。だから魚がいます。しかし外洋の魚とは違って、その環境に適した特殊な魚、大腸菌が住んでいるのです。

私達は腸内にペットを飼っているのです。私という意識は私という体の行政官として、一つ一つの生命体である体の細胞とペットに最適の食物を提供しなければなりません。だから何を食べるべきかを知る必要があるのです。

＊リフレッシュ塩浴法

次に、是非みなさまに体験していただきたい爽快感を紹介します。その名も「リフレッシュ塩浴法」という体の洗い方です。

ここのところ忙しさにかまけたり、冬場で寒

リフレッシュ塩浴法　＊アルカリ塩も弱酸性塩も1回分ずつ（各100cc位）小分けして浴室へ

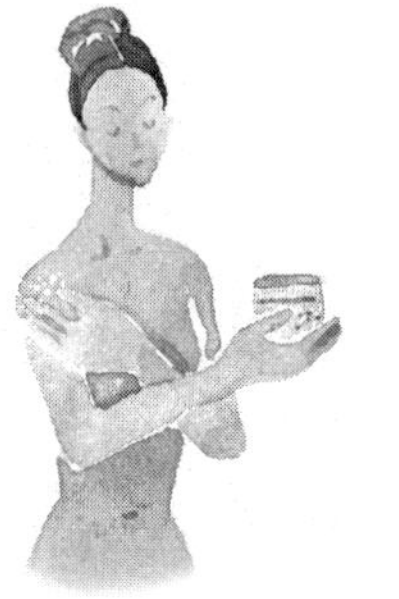

① アルカリ塩で全身をマッサージ（塩はきれいにお湯で流す）

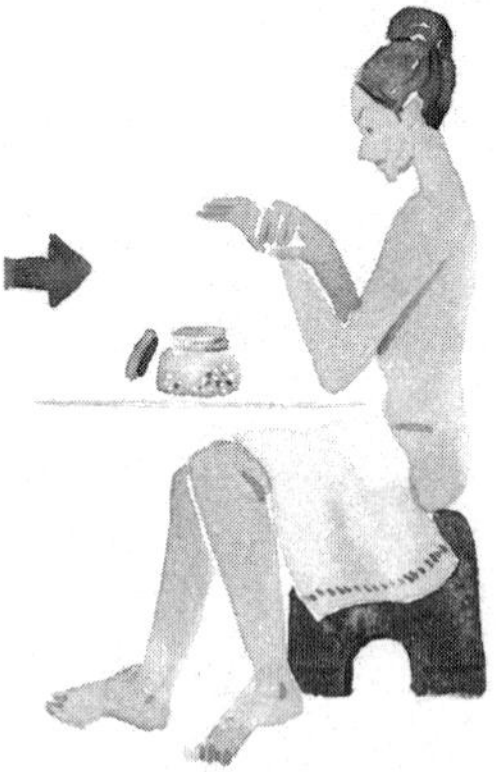

② 弱酸性塩で全身をマッサージ（塩をつけた時間が長いほどよい）

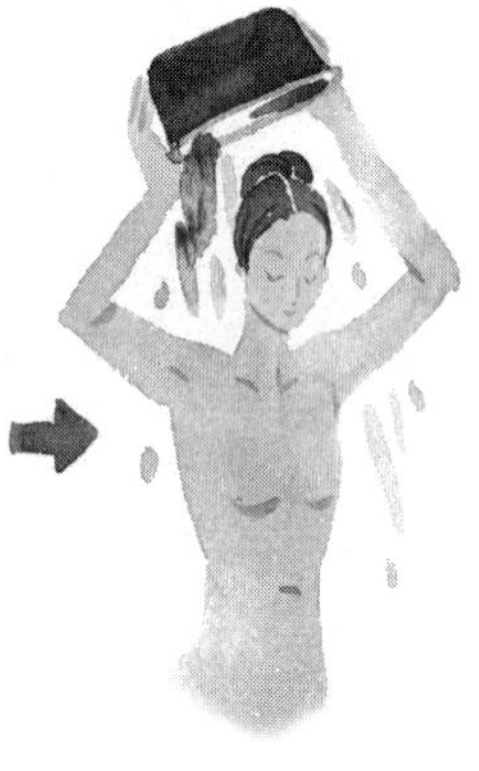

③ 弱酸性水の素を専用スプーン１杯取り（約1cc）、10リットルのぬるま湯に溶かして滝のようにかぶる。

かったりして、お風呂タイムは居眠りタイムになりがちでしたが、春の気配に体のヘドロを出そうとこの塩浴法を再開しました。体は正常の過程でも老化します。ましてや宇宙の秩序に反していればいるほど、エントロピーは増大するというわけです。秩序に沿って暮らしていかなければならないのですが、動物のようにお任せではすみません。私達人間は宇宙の秩序の上に、大きく矛盾することもある人間の秩序を作って暮らしているのですから。

「リフレッシュ塩浴法」というのは、前述の「自然食品和み」（51頁参照）さんの開発によるものです。大まかに言うと、

1　アルカリ塩で体を洗う。
2　弱酸性塩で体を洗う。
3　弱酸性水を、たっぷり体にかけ流しする。

という3過程で成り立っています。3は省略してもいいといえばいいのですが、これによってまるで滝修行を終えたかのような清涼感と清浄感とを味わえます。それで体内はすっきり、お肌はしっとりつるつる！　暖かい間に頻繁にしておけば、寒い季節も乗り切れるというものです。

体と思いは波動の陰陽の違いだけです。体は見えるけれども、思いは見えません。体の重さが思いの重さであり、食を整え体を整えることが思いを整えることです。春になってそんな必要を感じて思い出した「リフレッシュ塩浴法」、あまりの気持ちよさにご紹介したくなりました。時々ついつい「和み」さんの宣伝をすることになってしまいますが、これは本当に気持ちがよいものです。

❄ 泰山木の白い花

我が家の庭への進入路の入口に泰山木がありま す。白い肉厚の大きいけれど楚々とした花が咲きます。この花を見るといつも北区西ヶ原にあった東京外国語大学の古い木造の教務課や学生課のあった建物を思い出します。その建物の入口にも泰山木の花が咲きました。外語大は移転して今で

は府中になってしまいました。あの泰山木はどうなったのかと思いをめぐらしています。無事に移植してもらったのでしょうか。それともまだあそこにあるのでしょうか。それとも、それとも、人間の都合の前に黙って消えたのでしょうか。初夏になって我が家の泰山木を見るたびにかつて慣れ親しんだ外語大の泰山木をしのびます。

６月の行事の半断食セミナーを終えました。私共夫婦も病室と看護婦寮とに分かれて参加者と一緒に泊り込みです。たったの一泊ですが、それでも一通り断食について、医学的にマクロビオティック的に学んでいただきます。後は空腹を思い出さないように、リラックス講座で楽しく遊びます。途中で何回か自分の血糖値を測ってそれぞれの体の対応を観察します。低血糖になるかと思いきやかえって血糖値が上がったり、低血糖気味ではあっても反応をぎりぎり押さえていたり、ちょっと無理をして低血糖状態に陥ってみたり。大切な自分の体の反応を知っていただきました。日頃意識しない体がどんなに休みなく働いているかを知ることは、自分というものに対する態度の変化につながると思います。このセミナーがそういうきっかけになることを願っています。

７月は約１週間の糖尿病プログラムです。これは１泊２日の半断食セミナーと違って少人数のもっと家庭的なプログラムです。医学講座、マクロビオティック講座、調理実習、その他を組み合わせた体調改善と生活実習です。初めての試みですが、主人の糖尿病の治療方針に添った医学管理付きです。いまや国民病にまでなりそうな糖尿病の改善にお役に立てたらいいと考えています。

長崎の平戸は地の果てのような所ですが、空の緑も海の青も素晴らしい所です。一度この隔絶されたような不便を味わってみるのも、文明病からの治療になるかもしれません。

❄ 望診法

久司先生の新刊『顔でもわかる健康チェック』

(日貿出版社刊)を読んで下さった方の感想を聞きました。その主旨は「これを信じたら、自分は辛すぎるから、読むだけで本気にしない」というものでした。なるほど、なるほど、そうですよね。自己否定はよくありません。

皆さんはどう読んでおられるのでしょうか。幸い完璧な人相だったとします。その方は何の問題も抱えておられないでしょうか? 不幸にも最悪の人相だったとしましょう。その方には何の良いことも無いでしょうか? 現実は「さにあらず、さにあらず!」ですよね。これは一体どういうことでしょうか。最もその前に完璧な人相も最悪の人相もほとんどありえませんけれど。

例えば私は福耳ではありません。豊かな耳たぶには恵まれていません。夫は相当良い耳をしています(それで悪食にも耐えられる?)。実の母は福耳を持っていました。しかし敬愛して止まぬ父は耳たぶの無い貧相な耳でした。私は父の耳に似たというわけです。弟たちは母に似て福耳を持っています。私と年子の弟に、母の食事がどのように影響したのかと考えてしまいます。母がどんなに敗戦直後の貧しい食生活だったのか想像に余りあるからです。

父は公職追放の身ですから、農業をしていました。お米は作っていましたし、おイモもありました。自家用の季節の野菜も作っていたと思います。二毛作ですから麦も作っていました。

幾ばくかの増収をと、祖父と父は鶏も飼って卵を売ることになりました。雛が初めて来た日には、寒さよけの電灯を低くつけた玄関が、ピヨピヨと黄色い50羽ばかりの可愛い雛で溢れました。庭に広い運動場つきの鶏小屋ができたのを覚えています。運動場にはオンドリ用に高い止まり木があって、飛び出ないように金網でぐるりと囲っていました。鶏小屋が大騒ぎの時は青大将が卵を取りにやって来た時です。餌をやろうとしてオンドリからつつかれて痛かったのを覚えています。

そしてまた羊を一頭買いました。羊の毛で私達のセーターを編んでくれました。覚えているのは薄い小豆色に黄色い猫を胸のところに編みこんだセーターです。弟はどんなのだったのか覚えていませんが、丸裸にされた羊はよく覚えています。どんなに涼しかっただろうと、すっかり貧相になった羊のことを思い出します。

そのような状況で、母の妊娠時代は日本国中どこも豊かだったとはいえません。しかし私には耳たぶが無い！　そして我が子はとみれば、娘たちは私に似ており、一と月早産をしてしまった上の息子にはいます。一と月早産をしてしまった上の息子には耳たぶがありません。遺伝を考えなければ、耳たぶは妊娠最後の一と月の証しかもしれません。つまり私たちは父と母の遺伝体質をつぎはぎに持っているというわけです。

遺伝には古い遺伝と新しい遺伝があります。古い遺伝は父母を含めた祖先から、新しい遺伝は母の食生活からというわけです。そうやって遺伝は積み重なっていったのです。

良くない人相だからといって、私たちが悪い人間かというと、それは決まっていません。皆様ご存知の江戸時代の観相学の大家、水野南北先生は稀に見るほどの悪相だったそうですが、その悪相、つまり悪運を大転換する方法を食に見出されたのです。南北先生は自分の悪相にただ悲嘆したのではありません。自分を責めたのでもありません。自分の現状を徹底的に認識したのです。そして自分に宿った最良の魂を持って、自分の開運に邁進し、自分の観相学を完成させたのです。偉大なことは開運（つまりは人相の改善）の方法まで提示したことです。これが水野南北のマクロビオティックです。

唇などの粘膜ややわらかい陰性のものは、その厚みなど食事ですぐに変えられます。開口部の大きさも、その周囲の変化で変わりえます。人間の顔など、目などの造作が1ミリもない位大きかったり離れたりで、美人になったり不美人になったりします。心の持ち方も変わって来ますし、耳たぶや爪のように長年の内に少しは変化するものもあります。

マクロビオティックを実践してみるとみんなすっきりとしてきます。肌など驚くほど違います。

骨格など硬い陽性のものは、私達の自分の人生で変えることは難しいでしょう。背は高くはなりません。でも付属的なものは変えられるかもしれません。歯並びなどは歯茎の変化で多少変わっていきます。

さて変えられないものをどうするか？　これは悩むべきではありません。受け入れるべきです。先祖の愛だと思ってください。与えられた条件でどのように美しい雰囲気を醸し出すかが、マクロビオティックの腕の見せ所なのです。そして良い新しい遺伝形質を積み重ねていくのが私達今を生きている人間の仕事です。

たとえ耳たぶが無くてもマクロビオティックという救いがあります！　与えられた条件の中でこれから変化していくのです。それに昔から福耳は財産のシンボルと言われてきました。女はただでさえ現実思考です。目の前にいる我が子を置いて、遠い理想を語ることはありません。我が子を飢えさせないために欲張りです。それで耳たぶのある女は欲が深すぎ、耳たぶのない女は欲が無く慎み深いとされてきました。男で耳たぶの無い人は、富貴に目もくれず理想に邁進する人かもしれません。精神性の高い人で地上の夢を捨てたのかもしれません。ものは考えようです。今ある悪条件を嘆いていてもよいことはありません。福耳を持っている女の方は、そんなことには耳を貸さないで善相だと信じてください。

望診法の本を肯定的に建設的に使ってください。身体という形に表れたものには、変えることが難しかったり時間がかかったりするものもたくさんありますが、形にする前の見えない力の形は確実に変わっていきます。変わりやすいものから徐々に変わっていきます。エネルギーそのものである考えなどはすぐに変わっていきます。未知の世界を知ることにもなります。ご一緒にマクロビオティックの道を行じていきたいと願っています。

水野南北先生が発見した運命改善法は、粗食・少食、それに喜捨で成り立っています。麦飯を食べること、大食いは戒めること、それから僅かでも残して捨てること。この捨てることの意味は現代ではなかなか分かり難いかもしれませんが、それは自分のために使わないという意味なのです。他者や溝のミミズや蟹を生かすためです。つまり自分のみ人間のみが貪り食ってはならないのです。

自然は大きな共生社会です。ミミズが生きなければ、私達も生きることはできません。他を生かすことが自分を生かすことです。私達が子供の頃にはよく托鉢のお坊さんなどが戸口に立って乞食をしておられました。これも喜捨の一種です。そんな風景も見なくなってしまいました。

そもそもこの世の食事情がどうなっているかと言うと、通常、弱肉強食といって小さいもの弱いものが、大きなもの強いものに食べられる食物連鎖を考えますが、それと同時にもう一つ別の世界があります。そこでは「何かが何かを食べて排泄物や分泌物を出す。あるいは古くなった身体の一部を捨てたり、死んで自分の身体を捨てる。するとそれを何かが食べる」というもう一つの連鎖があるのです。

この世のものはすべて食べてよいもので成り立っているのが、本来あるべき姿です。つまり私たち人間の出すゴミも何かが食べることのできるものでなければなりません。マクロビオティックを行じる者は自分の出すゴミや排泄物がマクロビオティックにかなっているかどうか、何時も考えていなければなりませんし、それが自分の理解度の目安だと考えるべきなのです。

❄ ぎっくり腰

不覚にも「ぎっくり腰」になりました。これで生涯3回目です。

一番初めは、マクロビオティックに出会う前で、言い訳に事欠かない仕事中でした。引越荷物を持ち上げた時、体の中で「ぶちっ」という音を聞きました。その日はヘナチョコになったものの働きどおしで終りました。そして明くる朝の惨状はご想像に任せます。とにかく動けなくなりました。

元通りになるまでに2週間以上かかりました。でもこれが、夫の漢方処方のヒントになったのですから、それはそれでまあよいことにしています。

2回目はいつだったか忘れましたが、でもその時ぎっくり腰というものに対する考え方が自分の中で完成しました。ヘルニアと違う通常のいわゆる「ぎっくり腰」の惨状の原因は、患部周囲の「凝り」だと思います。それで凝らないようにすればよいので、直ぐにリラックスして横になり、患部に自然に集まる緊張を取りました。力を抜くことが一番大事です。これが功を奏して、ぎっくり腰はひどいことにならずにすぐに治ってしまいました。もちろん夫の漢方薬の助けも借りました。人にも教えようとしたのですが、力を抜くことが意外に困難で大方の人が力を抜けないことが分かりました。今でもこれが問題です。

さて今回のぎっくり腰のお土産は、「予知」です。何かノビているなあと感じていました。2日ばかり違和感がありましたが、舅の七回忌の準備などで心せわしく、「それがすんだら……」と体を無視していたところ、あろうことかその七回忌の法事の前夜、「ぶちっ」と聞いてはいけない音を聞きました。こんなことを今更夫には言うに言えない。どうしようと、まあ隠れて漢方薬を飲みました。そして夫が寝静まってから脱力療法を自分に施しました。「明くる日もしも凝り固まっていたら、仕方がない、腰に注射をしてもらおう」と決心して寝ました。

明くる朝どうだろうと思いながら体を動かすと、やや「強ばり」がありましたが、自分でほぐすとまあスムーズとはいえませんが動けます。及び腰と右捻りがちょっと辛いだけです。「やれやれ……」。何とかなりそうだと安心しました。私のぎこちない動きように、直ぐにばれてしまいましたが、それでもお蔭様で無事七回忌を済ませることができました。

マクロビオティックをやっていると、何事につけその原因について自分で大体思い当たるものです。私にも、いけないと思いながらわがままをしている原因らしきものがありました。

それは夫に付き合って毎日スイカを食べたことです。夫は本当に強い体質をご先祖様のおかげで持っています。それでこの暑さにスイカが美味しい！ 私はきうりと味噌にしておけば良かったのですが、量は減らしたものの同じ回数食べました。どうなるだろうと思いつつ、半ば試してみました。「やっぱり！」。ぎっくり腰になるわ、皮膚はチカチカ、チクチクするような不快が増すわ、汗を噴出してその汗も気持ち悪い……。

こうなると以前お教えしたことのある「リフレッシュ塩浴法」（148頁参照）です。体表によくないものを浮き出させて洗い流す、アルカリ塩と弱酸性塩を使った塩もみ浴法です。夏は体に溜まった物を自然に汗と共に排出しています。それで夏は絶好の排出の季節でもあります。おかげですっきり爽快になってきました。夜も皮膚がすっきりしていると寝付きやすいのです。

我が家は樹に囲まれているせいか、夜風はひんやりとしていますから寝やすいのですが、それでも皮膚がチクチクするとよく眠れません。すっかり生き返りました。この塩浴法はおすすめです。

それからぎっくり腰には脱力療法です！ お近くならば、主人の漢方薬もお試しください。その時脱力療法もお教えいたしましょう。既に強ばった方も大丈夫です。夫の伝家の宝刀、注射があります。随分前のこと、平戸の南部のほうから「ここにはよく効く注射があると聞いた」と、痛い腰を引きずって尋ねてこられた患者さんもお望みどおり、お帰りは楽になって戻られました。

Part-5

マクロビオティックを考える

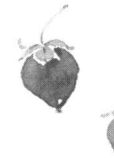

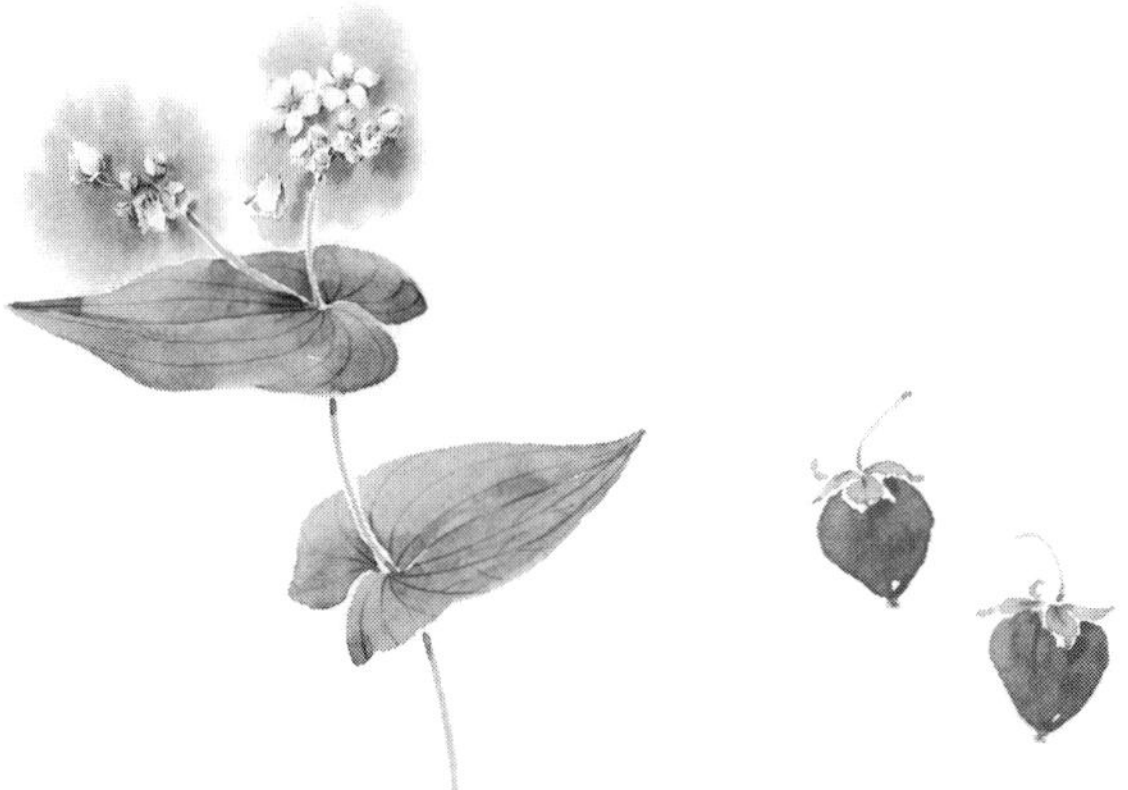

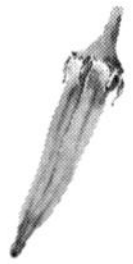

正しい食べ物とは「身土不二」

何が人間にとって正しい食べ物なのか、あるいは一体何を食べればよいのか、それを知ることが健康と食事の関連に気付いた者の願いなのですが、問題の難しさは「正しい」にあります。

食べ物に正しさが求められるというのも現代社会の悲劇です。元々は選択の余地さえありませんでした。その証拠に人間以外の動物は、食べるべき物を食べそれ以外の物には関心を示しません。自分の置かれた環境条件の中で食べられるものを食べているだけです。

ひとり人間だけがあらゆるものを食べられるようになりましたが、当然といえば当然の結果である人体の変化に困惑しているのです。つまり有り難くない病気と短命という問題です。それを解決して人間として心身の進化を極めるためにマクロビオティックはあると思います。

便利な「マクロビオティックの標準食」（52頁参照）というのをご存知ですか。久司先生が気候帯別に健康的に生きるために提示してくださったものです。なぜ気候帯別かというと、地球上の生物は動物も植物もみな、その形と機能の一日のリズムを太陽に、一と月のリズムを月に、一年のリズムをこれも太陽に大きく依存して作り上げているからです。

同じ気候帯に生息するものは似通った生理を持っており、同じ生理を持った物以外を食べることはなかったのです。マクロビオティックではどの気候帯においても、その気候帯で取れる、その気候帯に住む人々と同じ生理のリズムを持つ玄穀類（豆を含む）・野菜・野草・海草を基本にします。地産地消は今流行りですが、その根本となっている原則をマクロビオティックでは「身土不二」と呼んでいます。何故そうするかというと、それは私達の身体に理由があります。

私達の身体がどういう訳でこういう仕組みになっているのかといえば、それは生命が辿ってきた38億年ともいわれる進化の歴史によるものです。

地球の歴史は46億年といわれています。私達の地球がまだまだ若い頃、それでも表面に海ができて水の惑星になった時、生命出現のお膳立てができ上がりました。その頃の海はまだまだ熱い海で、今のように澄んでもいませんでした。ミネラル成分もたいそう違っていて、海底火山の硫黄やリン濃度の高い熱水のような環境で生命は生まれたといわれています。そんな原始的な生命が、現在の私達の人体を持つまでに気が遠くなるような長い年月をかけて進化してきたのです。

驚いてしまいますが、その頃の単細胞の記憶がいまだに私達人類の代謝を担っています。私達の代謝も、極言すると、リン酸化と脱リン酸化で構成されています。太古のその昔、生命の形態が初めて現れた時、周囲にありふれた硫黄（アミノ酸）を本体とし、リンを働き手としたのだと考えられます。私達が霊長類と誇る人類の体の仕組みの基本は、単細胞と同じです。地球上の生物の遺伝形質は、進化の記憶だと思います。
原始的な生命がはっきりとした単細胞生物となり、藻類となり、海水が澄んで透明度がまして光合成を始めるものが現れ、現在の成層圏までの地球環境ができ上りました。地球環境が変化すると同時に、環境の一部である私達と私達が食べるものも変化して来ました。つまりその食べ物を消化吸収するのに都合がよいように、身体の内部を作り上げ、食べ物を獲得しやすいように外形を作り上げていったのです。

歯と対応する食物

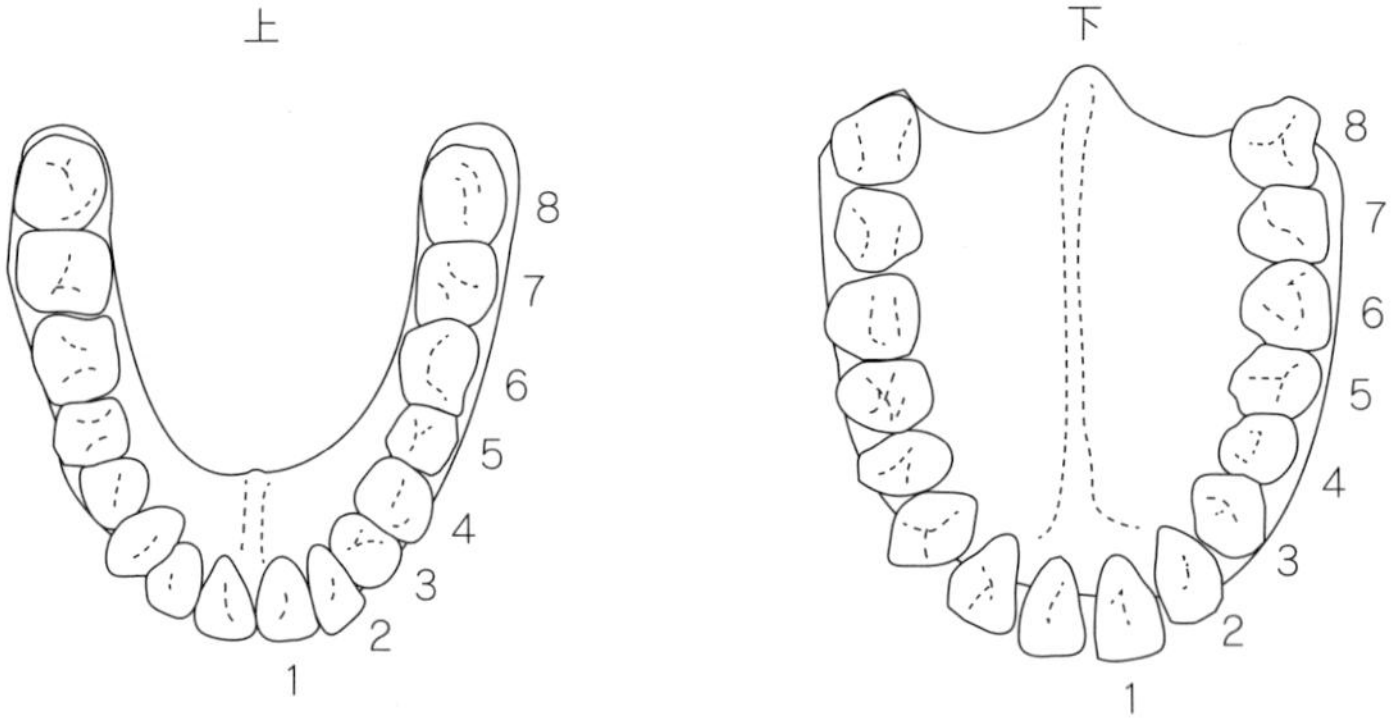

永久歯	歯が生える年齢	食べ物のタイプ
1 一中心部切歯	6 ～ 8 歳	野菜
2 一後部切歯	7 ～ 9 歳	野菜
3 一犬歯	9 ～11 歳	動物性
4 一第 1 前臼歯	9 ～10 歳	穀物と硬めの繊維食物
5 一第 2 前臼歯	10～12 歳	穀物と硬めの繊維食物
6 一第 1 大臼歯	6 ～ 7 歳	穀物と硬めの繊維食物
7 一第 2 大臼歯	11～13 歳	穀物と硬めの繊維食物
8 一第 3 大臼歯 (親知らず)	17～21 歳	穀物と硬めの繊維食物

久司道夫著『顔でもわかる健康チェック』(日貿出版社刊) より

動物は食べ物と捕食運動によって、それに付け加え、環境の必要に応じて身体を進化させてきました。骨を持たなかった動物の前身は堅い皮膚を持っていました。堅い皮膚は安全と捕食運動の必要性に応じて、前段階の柔らかい皮膚に身体の援用可能な部分を材料にして作り上げられました。もちろん食べることによって環境から取り入れたものが材料です。その硬い皮膚を骨に変え、さらに可動能力と捕食能力を上げてうろこを配置し、陸に打ち上げられてひれを手足に変え、尻尾をひっこめて大きな頭骸骨を作り、体毛を大脳に変えたのも食べ物と捕食活動によるものです。

マクロビオティックでよく引き合いに出される、歯の形による食事の割合はこうした理由によるものです。歯は現在の科学でその種を決める決定要素だそうです。その生命が進化のどんな位置にいたのか、歯によって決定されます。骨では分からないそうです。歯は生命が食べるという必要性にかられ、食べたものから作り出した皮膚の変化形なのかもしれません。

とにかくこのようにして私達は食べ物によって自分を変えてきました。食べ物が私達になり、その食べ物は捕食範囲にありました。私達が「身」であり、食べ物が「土」なのです。私達はそれぞれがその環境（土）から生まれて、自分にとって大切な身体を作りました。その身体の材料はその環境にある様々なものです。「身土不二」ということは、私達と環境は同じものだという意味です。

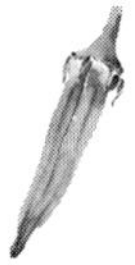

なぜ穀類を食べなければならないの？

ここでマクロビオティックの基本食、穀類・野菜・野草・海草を考えてみます。
穀類はイネ科の植物の種子です。一般に総称して穀類といっていますが、米、麦、稗、ソバ、豆を五穀と呼んでいます。

穀類は、植物の進化の歴史上最後に現れ、霊長類の中で私達人類の祖先が主食として選んだものです。穀類を食べてその霊長類は人類へと進化を開始しました。それで穀類の遺伝子は、植物界の進化の各段階で動物の主食となって動物界の進化に先行し、最後に人類を進化させた38億年といわれる変化の歴史を秘めています。

野菜や野草は人類より少しさかのぼる哺乳類前後の時代までに発生したので、同じように生命の35億年前後の歴史を秘めています。海草は藻類から今の海草の原型まで、30数億年でしょうか、その歴史を遺伝子に秘めています。

私達人類は38億年の進化の記憶を持っているので、海生植物も陸生植物もどれでも食べることができます。しかし穀類と野菜の間にある3億年の変化を食べないと人類としての進化を取り入れられないことになります。

陸生植物が登場して4億年余、シダ類が繁栄して被子植物が現れるまでに2億年、イネ科の草が繁茂して陸上を覆うことになり、約700万年前に人類の祖先がやっと登場してきます。

進化による食事の割合（1日分）

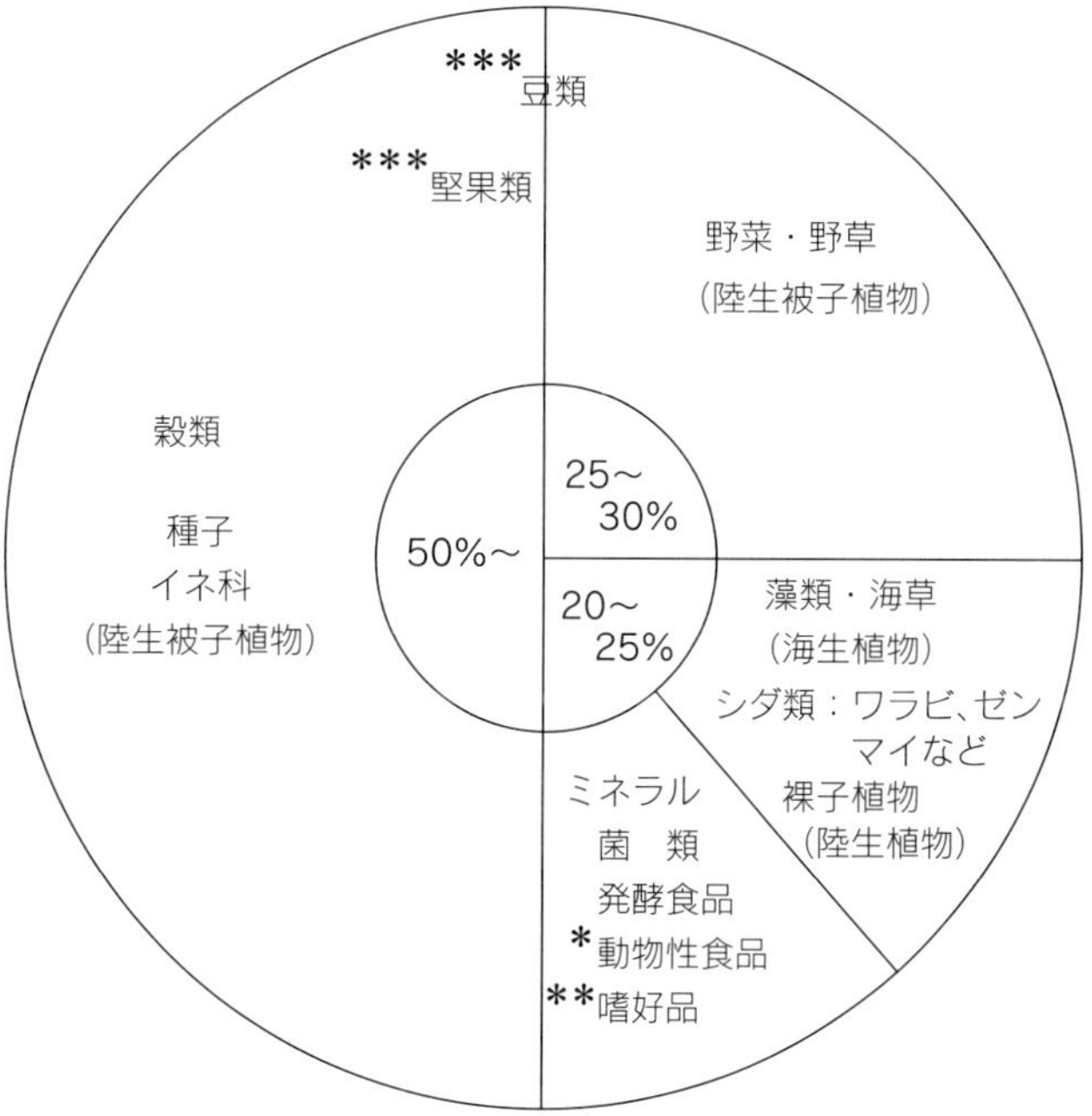

* マクロビオテックの見解では、動物性食品はほぼ母胎内で血液として、また離乳完了までには母乳として摂取するべきものです。動物性食品の摂取については地域性が大きくかかわりますが、現代日本での一般的な食事においては、嗜好品として考えるのがよいと思います。

** 嗜好品：料理法や量等よく考えて取り入れる楽しみのためのもの。果実、原産国が遠い産物。

色々な分類にまたがるもの

例えば　味噌は豆類でもあり、発酵食品でもあり、ミネラルでもあります（ミネラルは全ての食品に含まれています）。
また味噌汁は古代の海の再現でもあり、その海は私達の血液の原形です。

*** 豆類：被子植物豆科種実。
穀類に加えられるようなものから野菜のようなものまであります。

**** 堅果類：被子植物ブナ科（栗、ドングリ）の種実、及び
ゴマ科（ゴマ）、キク科（ヒマワリ）などの種実。

主食として穀類を得て人類の身体は完成しました。この時点までに常食として食べたものが人類の身体器官に無理をかけない食べものです。それを食べている限り身体諸器官は円滑に機能を発揮します。

それぞれの種にそれぞれの主食があります。それを食べてそれぞれの種が形成されました。人類にとってそれが穀類だったというわけです。ですから穀類は必ず食べなければならないのです。穀類は野菜からの3億年の記憶も野菜までの35億年の記憶も共に持っている人類の主食です。

この記憶の時間量に反比例してその摂取量は決定されます。なぜかというと私達の人生の時間は明確に進化の時間に反比例しているからです。人間の一生をおよそ100年とすると、こんな分け方は一般的ではありませんが、胎生10月、新生児から離乳期2年、乳歯期10年、そして永久歯期80年余です。胎生期は水中時代、離乳期は両生類から哺乳類前期まで、乳歯期は哺乳類後期から霊長類前期、永久歯期は霊長類後期の人類時代です。私達はこの比率を食事の比率とすべきなのです。それで霊長類の食べ物である穀類と野菜類に果実や海藻類を含めた物が食事の大半を占めることになるのです。

マクロビオティックというと、穀物菜食という風に理解しておられる方もあるかもしれませんが、穀物菜食はマクロビオティックの目的ではありません。マクロビオティックは人間のあるべき姿を求める方法であり、とるべき生き方です。地球上に住む人間の最も基本的な生き方として穀物菜食があり、マクロビオティックを取り入れた人間が最初に選ぶ一つの方法です。そもそも食というものが一体何なのか、食行動が一体どういう風にして発現したのか、どういう意味を持っているのか、そのわけを知って穀物菜食を選ばなければなりません。

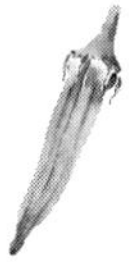

動物性の食事について

原初の地球環境では、自己と環境は、殆んど同じような、あまりバラエティーに富んだとはいえない世界でした。何しろ混沌としていた時代からそうかけ離れてはいないのですから。それで、共食い時代といえます。肉食も草食もないのですが、自己と同じ物を食べるという意味で、共食いを肉食と見なせば、肉食が動物の正統ともいえます。

次に自分で栄養を作り出せる植物界と作り出せない動物界とに分かれました。ここで植物食、つまり草食を選ぶものが出てきます。残りの動物は共食いですが、その中で少しずつ変わってきます。つまり大きいものが小さいものを、早いものが遅いものを、強いものが弱いものを食べるようになり、その差のバラエティーを広げてそれぞれの食性を作っていきます。こうしてその地域性と食性とによって様々な種に進化していきました。海中動物から陸上の動物へと進化して、哺乳類を含むさまざまな種となりました。

私達の食は生命システムの取り入れともいえます。私達は植物を食べることで、植物の作っている生命システムを丸ごと食べていることになります。地球はミネラルと水の生命システムです。植物は地球からのミネラルと水分と、そして太陽光と炭酸ガスとを捕食してエネルギーを自ら製造している地球上の生命システムです。動物はエネルギー製造システムをもたないために、植物を捕食しなければ生きていけない生命システムです。植物の傍系とでもいうべきものです。植物にも動物にもそれぞれ植物を食べている動物を捕食している種もいます。地球上の生命の呼吸に関しては、植物も動物もほとんど酸素を吸って炭酸ガスを吐いていきます。この呼吸の同一性がエネルギーシステムの同一性の証です。私達は皆植物の作ったでんぷんをエネルギーの素として、呼吸によって燃焼させるシステムを持っています。それが分かってみれば私達人間の立ち位置も確認でき、私達の食生活を一体どういうふうに整えるべきか決まってきます。

哺乳類は恐竜全盛時代に現れ、いつも恐竜などの肉食獣に食べられるか分からない戦々恐々とした時代を過ごしました。危険を避けて夜行性になったり、地上生活から樹上生活に移ってあるものは虫を取ったり、葉を食べ、木の皮を食べ、実を食べたりしました。食べ分けと木の高さなどの住み分けにより、多様な猿類が派生し、その中から類人猿まで進化して、あるものはまた地に降り、あるものは樹上にとどまりました。

ゴリラやオランウータンなどは人類より先に草食となり、その後で人類は草原に住んで穀類を得たといわれています。類人猿となって完全に草食になったものほど、その種の範囲内で大型化しています。ゴリラが分かれオランウータンが分かれ、人類が分かれ、人類より小型のチンパンジーやボノボといわれる霊長類がいるのです。

チンパンジーは人類よりも類人猿の正統線上に後までとどまり、人類は先に枝分かれして草食（穀類食）になったのです。チンパンジーはそういう意味で人間より動物性食、つまり肉食・共食いをするらしいことが分かっています。私達はゴリラやオランウータンより動物性を取ってよく、チンパンジーよりは草食でなければならないことになります。それが私達の人体の大きさと比率を作り上げたのです。

その比率を陰陽比にすると7（〜5）対1と観測されています。これは穀類を得たことによって獲得した人間の比率です。これは人体の陰陽を考えてみるとすぐにわかります。頭部は丸く小さく体部より陽性ですが、大体日本人で体長と頭部の比は5（〜6）対1、

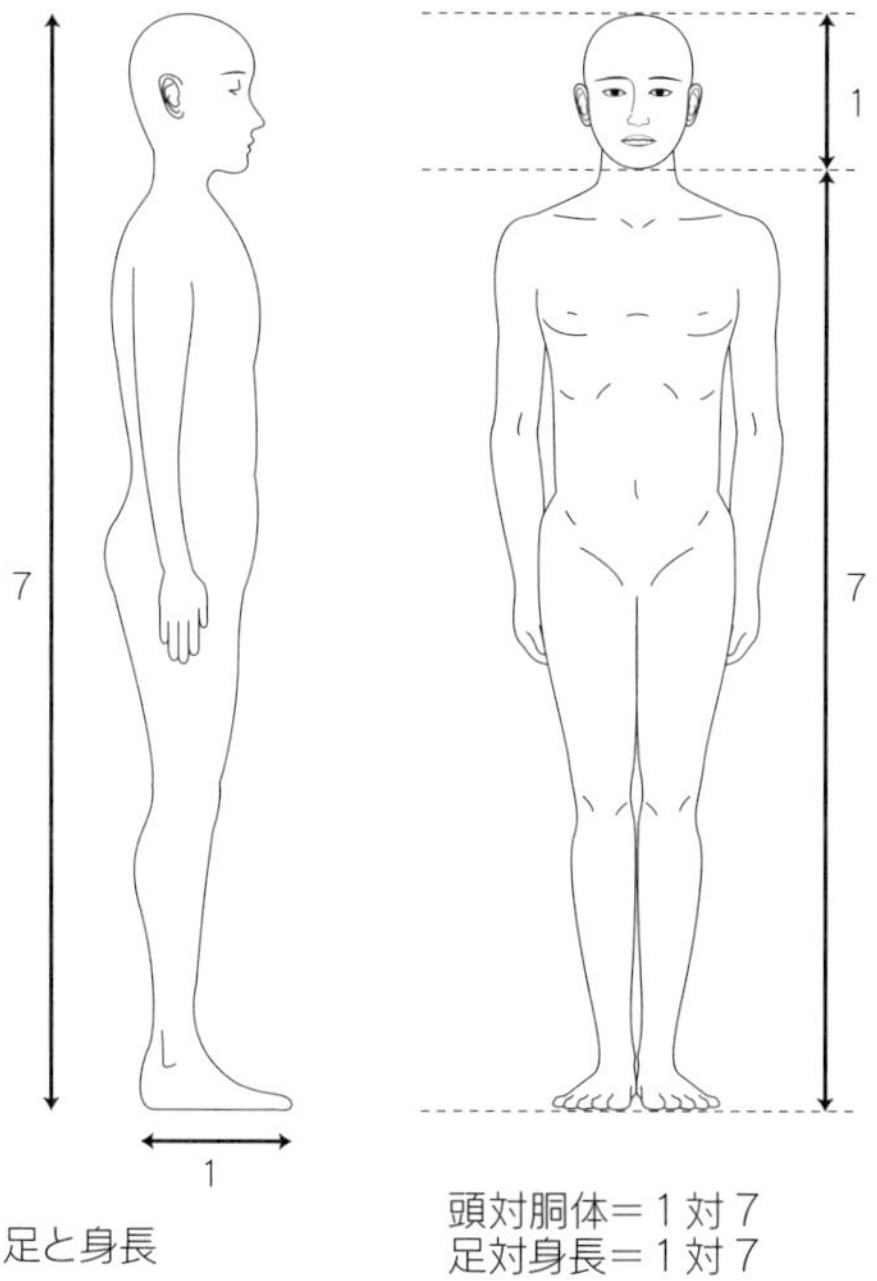

陰陽比（陽対陰）

つまり6頭身、北欧人で7対1、つまり8頭身です。これは縦と縦の比ですが、縦と横との比でも同じで身長と足の大きさの比で大体7対1です。それで穀類を主食として、全体の食事を大体陰陽比で7（10～5）対1に整えることが健康を維持する上で大切なことになります。

マクロビオティックで食べ物の陰陽表を作っているのは、分かりやすく調理や食材の目安を提示するためです。複雑な現代社会の食事情を分かりやすくするための目安です。

肉食動物ほど、現在の人類の感覚的な表現をすると、獰猛な性質を残しています。逃げるものを捕食するための性質、つまり獰猛は肉食の性質です。ですから肉食をすれば獰猛になり、草食になれば獰猛でなくなるのです。獰猛と力の強さとはあまり関係がありません。穏やかなゴリラも怒れば恐ろしく強い力を発揮します。獰猛は怒りの所産ではなく肉食の性質です。

こうして見ると、日本のイナゴやフランス料理のカタツムリは伝統的な動物性の食物だといえます。しかし私達の遺伝子は、現代のような牛や馬などの肉食をしたことはありません。

遺伝子の歴史からいうと、肉食時代の魚類に帰ったことになりますが、魚類の時代には哺乳類はいないので、消化、吸収、同化の過程に大きな無理が生まれて当然なのです。つまり消化不能なもの、吸収不能なもの、同化不能なものが大量に生じることになります。私達の社会と同じように、身体もゴミで苦しむことになるのです。人体のゴミ処理能力以上にゴミを出さないようにしなければなりません。

もし動物性の食事をしたとしても調理に工夫をして、少量をたまにたしなむ嗜好品としてとらえた方がよいのです。まだ海中動物の方が、遺伝子という食の記憶からすれば無理がありません。それでマクロビオティックでは、動物性食品を取るならば魚介類を薦めているのです。

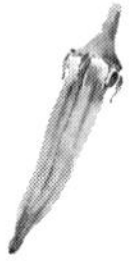

もう一つの原則「一物全体」

マクロビオティックは、生物進化に食の原則を置いてそれを「身土不二」と言い表し、生物本来の自然な食べ方を基礎とした全体食を、もう一つの食の原則「一物全体」と呼んでいます。

例えば米であれば玄米を、にんじん等の野菜類であれば皮をむかずにできるだけ葉の部分も、全部食べることを原則としています。一物全体が食による進化の法則に適っていることは、すでにお分かりだと思います。そのものが内部に秘めている生長の道筋が、私達の消化の道筋になっているからです。

私達の体内で起こる炭水化物の消化に、ビタミンB類が必要なことは現代栄養学で科学的に証明されています。でも玄米、つまり稲の種子にもそれは必要な栄養素なのです。それが無ければ、稲の種子の発芽ができないからです。炭水化物が消化されて、稲の発芽と根が張るまでの栄養になるためにも、ビタミンB類が必要です。にんじんは皮が無いとにんじんの形を維持できませんが、私達の皮膚の強化にもにんじんの中身を守る皮の成分が必要です。また「精神的」にも皮は「社会性」を意味しています。キャベツの外側の葉も社会性を持っているのです。なぜかといえば社会性とは社会、つまり環境とのかかわり合い方だからです。外部に接している部分はみないわゆる「処世術」を持っているからです。

自然界の仕組みは、植物界も動物界もみな同じです。すべては自然に必要性が配備されています。ですから、全体に無駄なものは一つもありません。前節で説明したシステムの取り入れとは、システムを維持している力の取り入れでもあります。全部をいただくことによって、そのものが持っている生命の力を自分の体に取り込むことができます。その心がけ、料理の態度を含めて「一物全体」と呼ぶのです。

自分の身体が環境と一体であることを自覚し、同じ環境からの恵みを「実だけ」とか「柔らかいところだけ」とかわがままを言わずに、そのものを発現させている力のままにいただく「一物全体」が正しい食べ方です。そうすることによって私達は人間の自然な身体を自然のままに働かせて天寿を全うすることができるはずです。

人類はいつから特別になったのか

人類は文明の曙を迎えるまでに、二つの画期的な事件を持っています。それは「火の使用」と「農耕」です。火を利用することによって消化吸収も良くなり、生では食べられない野草などの食べられる範囲も広がりました。エネルギー効率もよくなり、一日中食べていなければならないほど、大量の食物を食べなくても済むようになりました。

二つ目の農耕ですが、地球上で初めて食べ物を食べる側が支配することになりました。自然環境では食べ物が食べるものを支配しているのですから、農耕が最初の自然破壊ということになります。他の動物は一日中食べ物を探して歩き回っているのです。人類だけが人生を食べ物につぎ込まなくてもよくなりました。この二つによって人類は文明を手に入れ、今日の社会のありがたさと危険性という二本のレールを走ることになりました。

時間のゆとりが生まれると同時に、人類は新しい問題、つまり過食の危険性を持つことになります。まあこれは幸か不幸か自然の生産性と人口問題の同一線上にありますので、自然の力が支配的だった現代以前には一般的にあまり問題化することはありませんでした。しかし現代は文明の爛熟期といわれて、日本の現状は飽食と不健康の悪循環を呈しています。私達の社会を振り返ってみると、なるほど近代化した重層社会ですが、どの層にも当てはまるのは全体として「道を忘れた」という言葉に尽きるのではないでしょうか。個人のレベルではまだまだ市井の賢者は数多いと信じていますが、趨勢としては見えてきません。それでもこれは個人のレベルの問題なのです。

個人が道を取り戻さなければ、社会は道を取り戻すことはできません。日本人はもう一度「大人になる」という意味を考えてみる必要があると思います。「家老」や「老中」を「おとな」と呼んだ昔の日本人の感覚を考えてみたいのです。

私達の歴史の中に若き「おとな」が数多くいたことを思い出してみましょう。「おとな」とは道を示すことができる人のことで、マクロビオティックを知るということは、その道を実現するための方法を手に入れることだと思います。すべてが「食べるもの」にかかっていることを知るのです。

私達の現代生活は自然さを大きく失いましたが、私達の身体は依然として自然さを基として機能しています。このアンバランスが病気の元となっています。それでマクロビオティックでは自然さの多い材料を選び、調理方法も自然さを考慮して工夫を凝らし、食事や現代生活に自然さを補って取り戻そうとしています。殊更にマクロビオティックと言わなければならなくなったのは、文明が自然さに反しているからです。これは自然の産物である人類としては恥ずべきことです。なぜなら自分で自分の生存を脅かしているからです。行き着くところまで行かねば社会は変わらないのかもしれません。多くの犠牲を払って、やっと文明は転換するのかもしれません。死ぬ目に遭わなければ到底分からないことなのかもしれません。

桜沢先生も久司先生も、できるだけ多くの人間の心を変えて、地球環境の転換を安全に通過しようと力を尽くしてこられましたが、どうなるでしょうか。自然はちっぽけな人間感情からは遠く、大きく、非情です。私達も力を尽くして、その上で人類の運命を共に受容するしかありません。

主食と副食とはどういうものか

主食の意味は、現代の食事事情では本来の意味とはかなり違ったものになっています。主食のほかに副食もあるのは人間くらいのものです。他の動物には副食は無いのです。人間の場合、主食が穀類で、副食がたんぱく質を主体としておかずと考えられています。「ご飯を食べないで、おかずを食べたほうがよい」と宣伝された時代もあるくらいです。これは舶来至上主義とでもいいましょうか、日本人特有の劣等意識が敗戦のショックに追い打ちをかけたものだと思います。遠く奈良平安時代は唐文化にあこがれ、江戸時代は南蛮渡りを珍重し、明治以後は西洋舶来主義を現代まで引きずっているような気がします。

そんな主体性のない日本人ですが、マクロビオティックでは日本の伝統的な食事法が世界で最も理想的であるとしています。それは米が主食の中心であったことと米粒のまま加工されずに食されてきたからなのです。それは生物としての人間の食事として最も自然、つまり最も重要な食事法なのです。主食、それは生物として生きるための食べ物です。猿には猿の、馬には馬の、ライオンにはライオンの主食があります。当然そればっかり食べるものです。私たち人間の主食は穀類などです（「など」と言ったのはそこにいくばくかの多様性があるからです。穀類ばかりでなく当然草も虫も食べたと思います）。現在一般的に言われている主食副食の考え方は、主食と言っても食性上のことではありません。マクロビオティックでは、人間が食べるべき食物という意味では全部が主食です。

「マクロビオティック標準食」（52頁参照）は、成人の主食の中で穀類の割合をせめて半分にして下さいという基準です。これは原材料の重量パーセントで示されています。ですからでき上がり時に比すると穀類の割合が少なく見えます。煮炊きをすると乾燥している穀類は水分を吸って増え、野菜類は水分を失って減るからです。見た目のでき上がり量にすると、ご飯は（6〜）7割、野菜や海藻類、豆類のおかずが3割、それにお汁と香の物といった感じでしょうか。おかずが多いのはご馳走ですが、それは、ほんのたまにある晴れの日のお食事だと心得た方がよいのです。レストランでいただくマクロビオティック風のお食事は、日常食べ続ける家庭料理としてのマクロビオティックとは違うのです。

食事は主食を中心に考えられるべきです。このことを忘れては人間の健康的な生活は無いはずです。主食という考え方は生きるための食事構成の仕方、副食というのは楽しみのための限度付き食事法とお考えください。もちろん楽しみは人間の幅に大きく影響します。しかし人間は慎みを持って自分の楽しみを追求すべきだと思います。

毎日の献立に秩序がない

現代日本の食事事情を観察すると、飽食とは別の異様事態が見えてきます。つまり私たちの食卓は国内どころか熱帯あり南極ありになっています。一回の食事に多様性というより無秩序状態を作り出しています。それを変だと思わないということ自体、精神状態も無秩序になっていると考えざるを得ません。秩序があるということは、そこに作用している力、つまり生命力があるということです。そこに思いを巡らせれば、無秩序ということがどんなに恐ろしいことなのかお分かり頂けるでしょう。

旅行先のホテルの豪華なお食事というものが、その最先端だと思います。日本全国いつ何処へ行っても肉と刺身と油料理と煮物と生野菜と果物とアイスクリームとコーヒー……。どうなっているのでしょう。会津人も長州人もあったものではありません。こうなれば私達は日本人なのかどうかも分かりません。日本人と言えるのは相当のお年寄りだけかもしれません。

家庭料理も似たようなもので、これでは家庭というものが壊れない訳がありません。一家の食卓が寄せ集めなのです。多様性は必要ですが、無秩序の多様性は大変危険なものです。音もなく忍び寄る敵ともいえます。自分を構成する食べ物すら無秩序なのですから、自分が一体どういう人間なのか分かり様もありません。自分が壊れ、家庭が壊れ、国家社会が壊れる……。家庭崩壊は国家の内部崩壊です。強い美味しい自然栽培の人参を思い出してください。腐れる時、生命力にあふれた強い野菜は、大切な芯を守って先ず外側から腐るのです。化学肥料で育った弱い野菜は、きれいに見えても芯から腐って外からは分かりません。内部崩壊は自己放棄であり、死です。戦争よりこわいのです。知らない間に死ぬのです。

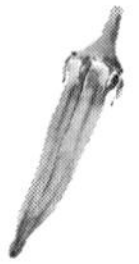

マクロビオティックと陰陽

「陰陽」という言葉を知っておられますか。東洋人の私達には何となく耳慣れた言葉です。それに何となく意味もわかりやすいのですが、マクロビオティックでは物差しの尺度だと思って下さい。陰陽の性質の度合いを陰性が強い、陽性が強いといいます。そこには善悪や優劣はありません。

東洋思想では何となく天が地に優越しているという偏見を持っています。正しさの根拠を上下の価値観に置き換え、王権の正当性を天に求めました。上なるものを陽、下なるものを陰とし、陽なる天や男が尊く陰なる地や女が卑しいという考え方が一般的です。これは力を実行する権力上での観念の産物であって、天地の真実ではありません。

天地の両方があって私達はやっと存在するものです。いってみれば、私達の左手と右手でどちらが尊くどちらが卑しいかということと同じです。使い分けはあるでしょう。しかしどちらも同じように大切なものです。万が一片手がなくなったとしても、もう一方の片手が両手の役割をする以外にないのです。つまり片手に陰陽がまた生まれるのです。金太郎飴や磁石と同じです。

マクロビオティックの陰陽は、観念的、思想的な陰陽より単純明快ですし、感情の入り込むすきはありません。「遠心性を陰、求心性を陽」と決めただけです。つまり座標でいえば、原点に向かう力を陽、原点から四方八方に離れていく力を陰としたのです。

陽の力が作りだす性質の多いものを陽性、陰の力が作りだす性質が多いものを陰性とします。地球や私達はその原点にあると思って下さい。太陽を含む天体から地球が受け取っている力の方向が陽、地球がその自転公転によって生みだしている力の方向が陰となります。

陰陽の力の度合いで陰性が強いか陽性が強いか決まります。陰性だけ、陽性だけというものはありません。どちらかが勝っているかで決めているのです。そして総体としてどちらが強いかといっているので、その中には陰性の性質もあれば陽性の性質も混じっています。

つまり「形は陽性だけど作用は陰性」とか、「玉ねぎは陽性に分類されるけれど、陰性の揮発成分を持っている」とか、条件を限定すれば陰陽が逆転することもあります。そもそも世界には純粋なものはありません。

どれも混じりけのある不純物ばかりで、それが自然なのです。陰陽も混じり合っていて当然だとお考えください。そのうち慣れてきますので、上手に操れるようになります。

桜沢先生は陰陽を「羅針盤」だとおっしゃいました。陰陽を使いこなすことで人生の安全をはかることができますし、そのことがまたマクロビオティックを勉強する目的でもあるのです。

ややこしい話はさておいて、マクロビオティックを始める上で最初に陰陽が問題となるのは、食べ物を選ぶ時点においてです。何を基準に食べ物の陰陽を分けるかというと、人間の陰陽比である7対1の比率をもっているものを中庸とします。人間が何で7対1の陰陽比を持ったかというと、それは7対1の結果を生むように食べて変化してきたからという堂々巡りになります。人間が穀物などを食べたから人間になりました。

食が先にあります。食べ物が無いところには何も発生しません。食は数量も質も形も決定するのです。人間の身体はそういう比率でうまく運営されるように発達してきましたから、健全な運営ができるように身体を維持させる食物を選ばなければなりません。

陰陽の極端なものどうしを食べればプラスマイナスゼロになるのではないかと期待しても、それは頭でゼロになる足し算を考えているだけで、身体のシステムがそのようには動きません。仮に力のバランスとして最終的にはなったとしても、身体の各器官はプラスからマイナスへ、時には何度も全力疾走をさせられて疲れてしまうだけです。

調理は食べられるものを増やす手段です。調理は火と水を利用して食べ物に陰陽の力を加え変化させる方法です。消化吸収を助けるとともに、その食べ物に秩序を作り出す方法でもあります。

秩序は力によって作り出されるものですから、私達がその料理を食べるということはその力をも食べていることになります。秩序を生み出す力は生命力と同じものです。それでマクロビオティックでは陰陽の取り合わせを考えて献立を立て、加える力の陰陽を考えてお料理をするのです。

陰陽はどちらか一つだけでは存在しません。

そもそもの始まりである無限というものに動きが生じた時に、私達の宇宙は存在を開始しました。動いたということは一時的にバランスを崩したということです。そして次にバランスを取ろうという反応が生まれ、この世の無限の変化が始まりました。その膨大な繰り返しで生々流転してきた多様性の先端に、現在の私達があるというわけです。

そういうわけで、陰陽は必ずバランスを取ろうという内在性の力と共に現われています。

例えば果物を考えてみましょう。まだ青いうちは表面の皮は硬く実も締まっています。一番外側が陰性なのですが、硬いという陽性の力をたくさん持っています。段々熟してくるうちに、風船のようにパンパンに膨らんで、皮は薄くなり糖分は増えて水分も豊富になり、今にも破れそうになります。それでも皮はまだ耐え得るだけの陽性を持っているのです。しかし内から内から溢れてくる陰性の力に耐え得なくなって破れて、落ちます。

極陰になったその時は、中心に陽性の種が大きくなっています。陽性が十分に大きくなると、陰性の力も大きさを増して自分の皮を破ります。そして陽性の種は内部に大きな陰性の力を宿して、地に落ちるのです。

この私達の世の中は、変化の連続でで

マクロビオティックと陰陽　（例えばりんごで考えてみます）

	陰性（遠心性）	陽性（求心性）
形	ふくれて大きいもの	つまって小さいもの
重さ	軽いもの	同じ大きさで 重いもの
固さ	柔らかいもの	同じ部分で 固いもの
水分	多いもの	少いもの
甘さ	甘い	甘くない
部分	外側（皮） 地上部分・果実	樹木で 内側（芯） 葉・地下部分
	果肉	果実で 種子
産地	南（九州地方でリンゴは通常結実しない）	北（原産は北方です）
なし科果物	梨	りんご

注）陰陽は同じもののうちでも変化していきます。
見方によっては陰陽が逆になることもあります。
固定的に考えないようにしましょう。

きています。その変化は陰陽という力の二大構成となっています。

陰陽に善悪は無いということを忘れないでください。私達日本人にもなんとなく、陽は明るく朗らかで、陰は暗く湿っぽいという、太陽が温和な地域に住む人間の思い込みがありますが、マクロビオティックでいう陰陽にはそういう善悪の感情はありません。

強いていうなら適度（中庸に近い）が善で、極端（極陰、極陽）が悪ですが、それも本当は感情の世界ではないのです。

変化の一局面で次のステージへ進む時、例えば果物が落ちる時には極陰になるのです。私達も死ぬ時には極陰にならなければいけません。私達の人生に関係するのは、どんなスピードでどんな状態で死という極陰を迎えるかということです。

私達がしたいこと知りたいことを十分にやった、分かったと満足できる時間があるかどうかということです。どんな精神波動を持って死ねるかということです。そしてその決定権は私達の「口」にあります。

私達の人生は全部自分の口の責任だと言ってよいのです。もっと厳密に言えば、7代前の先祖からの口の影響と責任を私達の体は色濃くとどめているのです。

自分と子孫のために口を慎まねばなりません。

陰陽の問題はなかなか一刀両断というわけにはいきません。分からなくてもいやにならないでください。分かるということは、その時その時のレベルの問題なのです。その時分かったと思っても、何れまた分からないことが出てきます。それは同じことのように見えても、また別のレベルの問題であることが多いからです。そしてまた分からないということは自分の現状が見えていることでもあります。

人間の理解はスパイラルに展開します。そうして成長するのですから、達磨大師のように面壁九年でしたか、そこまではないにしても、石の上にも三年だと思います。三年もすれば、じっと考えてきたことがある日氷解することもあるのです。それはそういう身体になったからです。マクロビオティックは実践と比例します。実践すればそれだけのことになるのです。だから食によって聖者にもなれるし野獣にもなれます。どっちになるかは自分次第です。三年もしないうちにいろんなことが見えてくるものです。

最後に様々な陰陽判断の順序を提示しておきましょう。どんな事柄でも、例えば食事や病気の原因について考える時も陰陽の二つに分けられますが、それをもう一つ掘り下げて、それぞれについてその質と量についてそれぞれ二つに分けて考えて下さい。

1. 全体として陰か陽か。
2. 陰あるいは陽が過剰なのか、不足なのか。
3. 状態が陰あるいは陽なのか、働きが陰あるいは陽なのか。

2は1に、3は2に当然含まれるのですが、分かりやすいように別項目にしました。1の段階で二つ、2の段階で四つ、3の段階で八つに分かれます。それ以降はいくらでも細分化できますが、それは質の多様性の問題です。

この三段階で大方のことは分類されると思います。専用の判断項目を作ってみるともっと整理されて理解が進むでしょう。物事には何にでも陰陽正反二つあると心にとめて判断をしていってください。良いことにも善悪があり、悪いことにも禍福があるのですから。

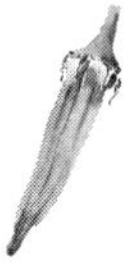

マクロビオティック生活＝少食、かすみを喰らって

マクロビオティックを実践していくと、最終的に「少食」というもう一つの課題に誰しもがぶつかります。なぜかといえば人間が取り込む（食べる）ことのできる有形無形の全体量はほぼ決まっていて、その内で有形無形の各量は反比例するからです。

そもそも人間は狭義の食べ物のみで生きているのではありません。人間が狭義の食べ物のみで生きているのだとしたら、生まれた土地四里四方からそんなにひょいひょい出歩くことはできないのです。四里四方というのは、動物がお腹の中に自分の根とその根のための畑を取り入れて可動生物となった時、一日がかりで動ける人間の最大範囲なのです。動物は動く植物というか、光の同化能力を持たずに植物を狩ることを選んだ肉食植物（同じ植物を食べるという意味）なのです。だから本来可動範囲はそれ程自由ではないのです。

私達が食べている「形のない食べ物」で最も身近なものは何かというと、空気、音、光です。そのほかに地球の遠心力（つまり陰性の力）、地球の求心力（つまり陽性の力）として自覚している宇宙線や大気圧、宇宙に充満している電気性物質、波動などがあります。私たち人間の思考や想念、そういうものも「形のない食べ物であり排泄物」です。そんな食べ物を私たちはいつも食べています。こういうものはチャンネル式なので私達の意志では受信拒否できません。勝手に飛び込んできます。ただ私達は自分の波動調整、つまりチューニングはできます。自分の体の周波数の鍵は食べ物だからです。

そして受信量は少食と密接にかかわっています。形のある食べ物が多いと形のない食べ物の受信量はあまり大きくはなりません。それで精進料理などの修行食は少ないのです。マクロビオティックで食べ物を完全にしても、それなりにまた壁にぶつかります。その時は進級試験に受かったと思ってください。その頃には自分で何が足りないのか、多すぎるのか、整理が付くようになっている筈ですから、解決策が分かるはずです。

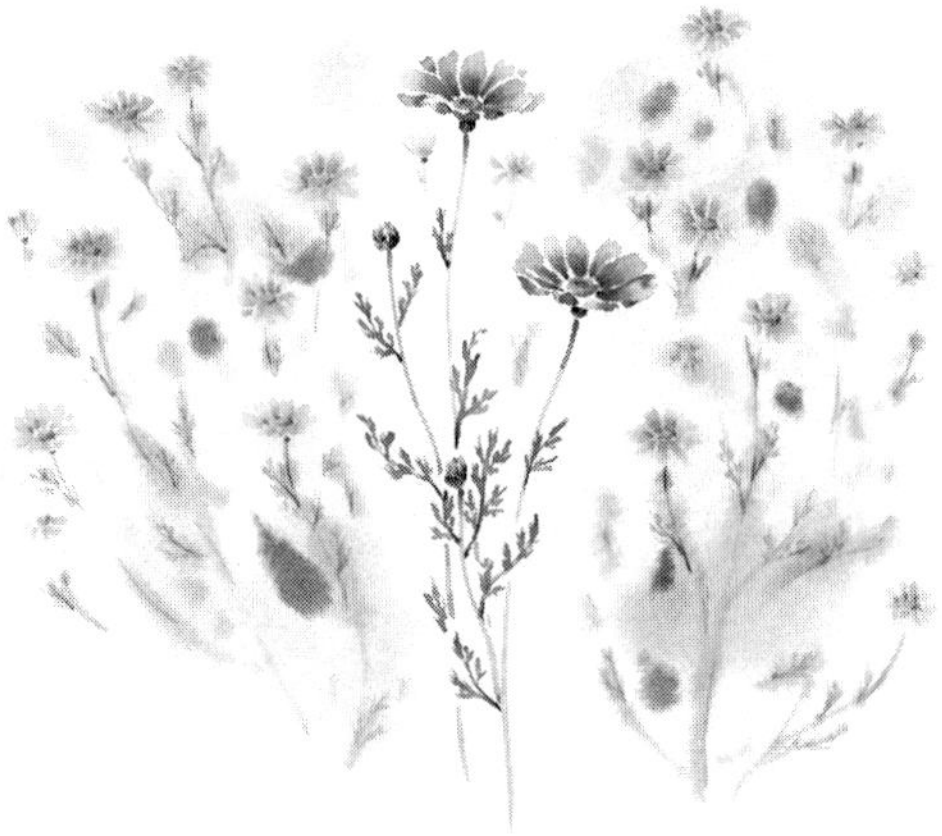

※Ｃｒｅｄｏ　ｅｔ　Ｎｏｎ-Ｃｒｅｄｏ！
（信じて従う。そして疑って考える）

マクロビオティックに初めて触れて、乾いた土に水が染み込むようなインスピレーションを受け取ったマクロビオティック同志の皆さん！　私達には先ず「Ｃｒｅｄｏ！」があありました。「これは真実への道だ！」というインスピレーション。私達の永遠の記憶にチャンネルが合った時に受けるひらめき、真実の響き合いに誘導されるようにマクロビオティックの道に足を踏み入れて、とにもかくにもやって見ようとの固い決意で始めたものです。

マクロビオティックで知る宇宙は感情抜きの秩序の世界ですが、私達日本人に慣れ親しんだ「行」の世界でもあります。考えていても何も分からない、生身の人間としての実体験の世界です。

そうこうしているうちに、スパイラルのこの世の常、必ず行き詰まる時がやってきます。行き詰まりの種類はその人によってそれぞれです。そんな時にどうするか。遮二無二突き抜けるという修行型の人もいるでしょう。どこか他の学校や教室に出てみるという気分転換型、武者修行型の人もいるでしょう。なんとなくだれていって元の木阿弥型の人もいるでしょう。病気がきっかけで始めた方も、ある程度満足の行く結果が出て目的を無くしたり、なかなか思い通りにならなくて諦めてしまったり……。

このときこそが出番です。桜沢先生がおっしゃった「Ｎｏｎ-Ｃｒｅｄｏ！」を宣言します。私達がこれまで鵜呑みにしてきたマクロビオティックの考えを自分で確かめてみましょう。それがマクロビオティックを自分のものにできるかどうかのチャンスです。自分の身の丈に合った自分のマクロビオティックを組み立てられるかどうか。陰陽について、命について、この世について、食べ物について、お料理の仕方について、玄米の炊き方について、食材の選び方について、それぞれ当たり前として取り入れていた理論に疑問を投げかけて、自分の答えを模索する。それが「Ｎｏ n-Credo!」。本当のマクロビオティックの入り口です。そのドアの向こうに真実はあります。これが選択の自由というたった一つ人間の持つ自由です。

私達は自由です。どの局面においてもどちらを選ぶかという選択をしています。食べる時も食べるか食べないか、どれをどの位食べるか。これがいわゆる自由意思というものです。人生の真実を知るかどうかの選択の時期を迎えているのです。中だるみの時期にどう発奮するか、この時こそ自分のマクロビオティックに基盤を構築できます。どちらも選ばないという自由はありません。たとえ結果的にでもマクロビオティックを捨てるか拾うか、その都度選択して生きています。その第二のスタートに宣言するのです。「Non-Credo!」

次に何が来るか。もちろん「Credo!」です。一段づつ「安心」の階段を上るのです。そして自分の位置を宇宙規模で納得し、人間というものを考え、父母の死に自分の死を重ねていかに手伝うことができるか、その反省を元に世間に貢献をし、自分の死を設計する。これは最後の楽しみです。その前に十分楽しんで貢献をしないといけません。

自分の生き方そのものが、世間のお役に立つ。桜沢先生も楽しんで生きられました。久司先生もそう言っておられます。私達も楽しみたいと思います。

一回ごとの食事も「Credo et Non-Credo!」。食事を終える時、自分の作り出したご飯茶碗の中の世界を確かめましょう。お茶碗の中の世界が私の世界です。生物は食べた後を残しているのですから、私達の外見は、自分の食べたご飯茶碗の中の姿だと思ってよいでしょう。食事の後、感謝の思いをもう一度空になったご飯茶碗に注ぎましょう。自分の身の内になったものの移り変わりがよく分かります。同じ心になったのです。そうして幾重ものスパイラルを辿って無為自然になった時、私は次のステップに行くことになります。

❄ 導引

久司先生の『導引』(日貿出版社刊)の校正が、やっと八分方でき上がりました(2007年現在)。まもなく皆様のお目に触れると思いますが、この本は本当に素晴らしい本です。導引の実習そのものは、先生がおっしゃっておられるとおり、色々工夫の余地も他の種類もたくさんあります。しかし、人間とは何かという根本問題に、この本ほど明確に答えている本はありません。マクロビオティックが何のためにあるのか、はっきりとお分かりになるでしょう。この理解の上に、何を食べるかという選択の自由があるのです。

マクロビオティックと一般的に言っている食事法や料理法も、一般に広まっている料理法も、私達の経験による工夫であって規則ではありません。マクロビオティックの料理法が何に立脚しているかというと、宇宙の法則と私達がマクロビオティックで言い慣らしている物理です。物理というのは何も難しい学校の教科ではありません。確かに理科の物理は宇宙の物理の学問で難しく考えがちですが、物理は宇宙にあるもの全ての変化の法則性です。その統一原理が陰陽の法則です。

食事法も料理法も私達の命と同じ法則に従っていて、何物もその法則から免れることはできないので、陰陽を習い調理することをマクロビオティックでは推奨しているのです。

宇宙の展開法則に従うと自由になり、それに逆らうと不自由になります。完全に逆らえば一刻も生きてはいけませんし、そもそもそのようなものは存在しません。存在しているということは、既にその法則性の中に生きていることですから、従うという選択しかないのです。私達は宇宙のミニチュアなのですから、従うも従わないもそれが自分の法則なのです。それで残る道は、ただ「そのことを知るか知らないか」ということだけです。それで孔子様のあの「朝に道を聞かば、夕べに死すとも可也」という有名なお言葉が生きてきます。本当に死んだっていいくらいありがたいことなのです。

　マクロビオティックの根本課題は、宇宙の道を知ることです。その道を知って変化していくことです。しかしそれは食べることと裏表です。食べることが変化の道を進むことであると同時に、食べ方によって変化の内容が決定されます。正しく食べれば、全ては宇宙のインスピレーション！
宇宙は全知全能です。ですからマクロビオティックの調理法を皆学ぶのであり、その食事法に従って食べるのです。それぞれ自分の段階で学び続けること、学んだことと行いを一つにすること、それがマクロビオティックの実践です。それがマクロビオティックの道であり、私のマクロビオティック登山でありマクロビオティック紀行です。あちこちの道連れさん、ご一緒していただいて有難うございます！

❄ 宇宙の秩序

旧宅の玄関先の蝋梅の花がもう膨らんでいます。香りは強くありません。でももう蕾がほころんで「咲いているなあ」という感じです。「お正月が来るんだなあ」との思いを強くします。

　動植物は本当に自然の巡り、地球の巡り、天の巡りと一体になっています。天体の運行をややもすれば忘れがちなのは、独り人間とその社会だけです。

　なるほど人間は文明の曙を太古の時代に通過して、今や文明の爛熟期を迎えたのかもしれません。しかしマクロビオティックならずとも古の昔より教えられてきたように、始めがあれば終りがあるもの、爛熟ともなれば残るものは崩壊しかありません。そこをどう生きるかということが人間の文明の尺度ではないでしょうか。真の文明というのは、人間もその社会も天体の運行の中にあるということを忘れないよう戒めた奥ゆかしい社会が持っているものではないでしょうか。

　それを思うと私達は東洋の知恵に回帰するしかありません。東洋の知恵はもう何千年も前に天然自然の人間や地球を含めた天体の運行を、自然《じねん》という言葉に縮小して伝えてきました。「おのずから然り」つまり「宇宙の秩序に因ってこうなる」という意味です。東洋の文明は宇宙の秩序を根本原理として、宇宙の秩序から自分達を眺めるという姿勢で発達してきました。したがって「先ず己あり」といった西洋の認識学的思考に反して、自己は宇宙全体あればこその存在ですから、謙虚に自己を宇宙の変化の法則の中に見たのだと思います。西洋の観念論に対して東洋の自然論《じねんろん》といえるものです。

東洋の宇宙観は、天体を天体としてあらしめ運行させる力を見ます。したがって、見える物と見えない物とがセットになりました。東洋はいつもその運行変化の原則を二面性で表しています。陰陽、女禍《じょか》・伏羲《ふっき》、注連縄《しめなわ》、イザナミ・イザナギ……。

私達も同じです。私達は体と心という見える物と見えない物とを持っています。生まれてきて死んでいきます。先祖と子孫という形で生きています。朝起きて夜寝ます。取り入れて（食べて、息を吸って、気配、力）、出します（大小便、息を吐いて、熱、汗、気合、力）。私達はいつも二本立てです。

ここ数年、久司先生のご本を翻訳させていただいて、桜沢先生やもっと以前の方々が「宇宙の秩序」を英訳するのに当てられた「Ｏｒｄｅｒ」という単語を見て思いました。なるほど秩序というものは順序であって、おのづから然らしむるものであるんだなぁと。マクロビオティックによる食事が治療法ではないのに病気から回復するというのは、順序に則った変化であって自然の秩序の「再生」です。

医療やその他のケアは洋の東西を問わず、そういう意味では順序を誘うための逆の順序ともいうべきものであって「穴埋め、修復」です。人間がもし進化の頂点に立つというならば、二つを融合すべきだと思います。和魂洋才は言い慣らされた言葉ですが、まことに適切な言葉です。「便利」を使うのは「謙虚な奥ゆかしさ」でなければなりません。奥ゆかしさは「畏れる心」であり、私達を生かしているものに対する「畏れと祈り」だと思います。

「Ｏｒｄｅｒ」という言葉に対応する素晴らしい言葉を見つけました。それは「如来」です。来る如く……。天然自然の力が自ずから然らしめた如く、その結果秩序ができるのです。感激してしまいました。だから如来図を描くこと、曼荼羅を描くことに昔の人達はあんなに夢中になったのですね。如来は仏という無限の力の展開、菩薩はその力の展開作用を悟った者、比丘《びく》と比丘尼《びくに》は私達マクロビオティックの敷居をまたいだ者です。仏教やそれを漢訳した鳩摩羅什《くまらじゅう》や三蔵法師をより身近にありがたく感じます。

❄ 理想と現実

マクロビオティックを知って、喜びに溢れ真理への確信に燃えて突き進んだ日を懐かしく思い返しておられる皆様に申し上げます。皆様の理想と現実はいかがだったでしょうか。このことを新しくマクロビオティックを学ぼうとされている方々に発表する必要があるのではないでしょうか。半分は老婆心から、半分は余計なおせっかいかもしれません。

そもそも理想とは何なのでしょうか。敢えて申し上げたいと思います！　理想とは永遠の目標です。したがってこの世に実現することはありません。そのわけは理想が絶対世界のもので、私達のこの世界は相対世界だからです。私達はその絶対無限の世界から、この相対有限の世界に生まれてきました。それで回帰を願望に目標を理想にして、私達の無限への回帰の旅を進んでいます。頭で無限のイメージはどんなにでも描くことができますが、現実にはどうしても具体化することはできません。このことは個人的規模で日々体験しておられましょうし、世界規模で共産主義という理想を追い求めた人もいます。しかしそれは永遠の夢なのです。理想的な現実を獲得したとしても、その瞬間から、反理想的な現実が出現してくるのが相対世界の宿命です。

　というわけでマクロビオティックの理想と現実はどうでしょうか。理想を語ることはその人の夢ですから、いろいろどんなにでもできますが、理想は実現できたでしょうか。

　「大いなる命を生きる」マクロビオティック！　しかしその現実は玄米ご飯を食べることから始まります。野菜を塩と火で調理して食べることから始まります。目標を人間の中庸に置いたとしましょう。自分の生活が中庸から大きく外れている時は、その中庸も定めやすいものです。動物性を取らない！　砂糖やアルコールを取らない！　陰陽の出すぎを正せばよいのです。でも段々その最初の中庸に近くなって来たらどうするのでしょうか。たいていはもっと厳格により正しい食を求めます。陰陽は？　量は？　自分の状態は？　次から次へと物差しの目盛りは細かくなっていくでしょう。そして行き詰まりを感じる人もいます。健康に関して、精神に関して、家族や社会的状況に関して……。そんな時、皆様はどうして次のステップに進まれたのでしょうか。

　大体行き詰まりというものは、飛躍の前触れです。飛躍というのも大きくいうと2種類あります。飛躍するということは絶壁があるということです。その絶壁は前にそそり立っているのか、崖っ淵となっているのか。飛び上がるのか、飛び降りるのか。中田力《なかたつとむ》先生（230頁参照）のバイナリー理論ではありませんが、二者択一です。しかしどちらも進歩なのです。突き進むか、それとも修正するか。この世はまさにバイナリー！　でも捨ててしまうことはできないのです。今ある自分を捨てることはできません。

　突き進む人は修験者の道を選んだのです。難行苦行の末に真理を発見するでしょう。あるいは途中で修正を選ぶかもしれません。ですからこのお話は修正を選んだ場合のものです。修正って要するに自分に合わせるわけです。そうしないと進めないわけですから賢い選択です。このことを久司先生は既に予見されていて、自己改善の道が次の三段階を螺旋状に繰り返しながら進むと言っておられます。

1．原則の厳守
2．束縛の解放
3．超越と自由

これを考えますと、悩んだ時には気分転換が必要ということになります。排除したものを食べてみて自分をチェックするのもよいでしょう。誰か他人の意見を聞くこともよいでしょう。もう一度復習しなおしてもよいのです。行き詰まるということは、問題意識を持ったということですから、自分が答えを出す準備ができたということでもあるのです。その時にしてはいけないことは唯一つ、自分と他人を責めることとです。

それ以外であれば、何でも構いません。やってみて自分の道を見つけ出してください。2の段階、3の段階に入って、また1に戻り2、3と何度も繰り返して人生を完成するのです。たくさんの道連れさんがいます。先輩達もいます。先輩は後輩から昔の記憶を呼び戻してもらうのです。みんな先輩であり後輩です。久司先生のイエスについてのお話はとても興味深いものです。教えていただいたイエスの言葉です。

「後が先になり、先が後になる！」

キリスト教徒でなくとも、イエスの言葉をかみしめて生きたいと思います。

余談ながら突き進んだ人はどうなるでしょうか。それはある日ふと跳び上がった自分を発見します。3に行きます。いつかまた1に戻ります。どれも同じです。

後日談。私のブログを読んでくださった方からコメントを頂きました。それは「東洋では1～3をそれぞれ守破離と呼んできましたよね」という内容でした。そうでしたそうでした。久司先生はそれを英語に意訳しておられたのですね。東洋思想では端的に言葉を単純化していますが、久司先生の意訳も分かりやすいと思います。私達の血であり肉である東洋思想をもっと、もっと身近に置かなければなりませんね。

＊クレービング

どういう訳か、何故クレービングが起こるかということを説明している夢を見ました。それでちょっとまとめて備忘録にしたいと思います。ところでクレービングとはどういうものかご存知ですか？　体験したことはおありですか？

元々のクレービング（Ｃｒａｖｉｎｇ）の意味は「切に欲しがること」です。問題のクレービングが何を切に欲しがるかといえば、今まで持っていたもので、今は無くなったものをです。まあ禁断症状ですね。マクロビオティックでも何でもそうなのですが、改善あるいは改革が大きいほど、あるいは依存していた期間が長いほど必ず強く遭遇するものです。食事にとどまらず、生活様式全般に当てはまります。

それにしても何故体は悪いものをも要求するのでしょうか。そしてそれが理性を振り払うほど強いのでしょうか。砂糖、チョコレート、タバコ、お酒、ひいては人格を破壊し社会をも破壊する麻薬……。こうしてみると陰性のものばかりが槍玉に上がっていますが、当然陽性のものでも起こります。お肉ばかり食べていた人が急に完全に菜食にするのは難しい。濃い味になれた舌には塩分を薄くするのも難しい。しかし人間の存在と社会にとっては、陰性のものの方に止めなければならない必要度の高いものが多いのです。それで多くの人々がチョコレートなどの陰性食品にクレービングを体験することになります。さらには、そんなものを切望する自分に罪悪感さえ持ってしまうこともあるのです。

一般的にいって陽性のものは食べることができる量の幅が狭く、それに比べて陰性のものはいくらでも食べることができる（？）のです。こうして麻痺状態に陥りやすい性質があります。その結果身体は健気にも与えられた条件でフル操業をするようになります。あちこちにごみだめ（悪弊）

も増えるのですが、長い時間の内にチョコレートで働きやすい体を作ります。そうした状況で突然頭が一念発起、「チョコレートはもう食べない！」と宣言するのです。当然稼動条件が不備になります。司令官が戦闘開始の采を振っても、ロジスティック担当兵が「兵糧がありません！　矢が足りません！」と注進するのと同じです。体は「チョコレートが足りません！」と信号を送るでしょう。血中にチョコレートの残骸が少なくなればなるほど激しい信号を送るでしょう。それが切望の仕組みです。

こうしてみると、クレービングは体制変化の過渡の状況です。では何をしなければならないかというと、我慢の有効な方法を考えることです。信長のように軍律を厳しくして兵を恐怖によって統制するか。これは罪悪感を増すばかりで神経系統（伝令）を正しく能力発揮させることができません。間違った命令が伝わる可能性もあり、ますますクレービングがひどくなるかもしれません。要はロジスティック担当兵を安心させなければならないのです。「チョコレートは無いけれどもこれがあるさ」と。

そういう訳でマクロビオティックの現況は、体に優しいお菓子とケーキが花盛り？　でも娘ではないけれど、それでもまだましです。そうしているうちに、体は他の稼動条件を作っていくことでしょう。時間稼ぎです。問題意識さえしっかり持っていれば、時間稼ぎも有効です。

軍事という男の最たる（？）歴史においてさえも、最重要事項とみなされているロジスティック、兵站（補給）です。その担当官の注進は正しく考慮されるべきです。ましてや体のシステムの最重要事項は生存です。そのための信号を私達は正しく処理しなければなりません。そうしなければ、次から次へと矢の催促が届くでしょう。クレービングが代用品の補充を必要としている信号であれば、マクロビオティックの先達がたくさんの代用品も開発された理由が分かろうというものです。それほどクレービングは深刻な問題でもあるのです。

水を１リットル（10倍）を加え、火にかけ沸騰後極々とろ火で20分加熱し、ストレーナーで濾します。この時決して押したり絞ったりせず、澄んだスープを温かいうちにいただきます。

＊手製の黒炒り玄米はとても美味しく、効力も大きいものです。私は父が入院している間毎日作って届けました。父はこのお茶を飲むと体温が上がって、看護婦さんがあわてるから検温後に飲むと言っていました。それくらい人体を活性化します。その時使って真っ黒になってしまった炒りべらを今でも記念に持っています。ただし、黒炒り作業はとても大変で、約２時間はじけないように絶え間なくかき回しながら炒らねばなりません。特別の理由が無い限り無理というものです。大事な人のためにはできても、自分のためにはできそうもありません。便利な既成品がありますので、それでも十分です。

＊どのお茶も熱めのうちが美味しいものです。保存する時は冷蔵庫でせいぜい翌日まで。沸騰しないように温め直してお使い下さい。偉大な力を発揮するのは作りたて、でき立てです。特に体の弱い方は気をつけて下さい。

（黒炒り玄米茶のかす）

炒って水分を飛ばし、ほんの少々塩をふる（ポップコーン風）。ハンバーグなどのタネに混ぜ込んだり、絞り出してとろみの材料にします。苦みに気をつけて加減して下さい。

【湯茶のこと】

マクロビオティックでは、三年番茶を煮出したものが推奨されています。とても美味しい焙じ茶の一種で、虚弱体質の方のお茶としては最適です。欠点は渋み色素が歯などに付着しやすいことです。その他、玄米茶、麦茶、茎茶などが、水や白湯などとともに利用されます。緑茶はカフェインが強いのですが、魚を多く摂る方には良いと思います。また、コーヒーよりは紅茶の方が体には穏やかです。

【マクロビオティックのおくすり茶】

■ ～寒気を感じたら～ 梅醤番茶

大きめの湯呑に、梅干一粒を割りほぐして入れ、醤油をコーヒースプーン１杯分加えます。好みでしょうがのしぼり汁数滴を加え、熱い番茶を注ぎます。インスタントで作る時は、梅醤番茶ペースト（個人的にはアイリス社のものを用いています）を適量取り、熱湯または熱い番茶を注ぎます。

■ ～胃・脾・膵のお助け茶～ 甘い野菜の煮汁

玉ねぎ、キャベツ、かぼちゃ、人参を細かく刻んで各湯呑１杯ずつ（同量）を用意します。厚手の鍋に順に重ねて、湯呑 16 杯の水（全量の４倍）を注ぎます。中火にかけ沸騰後、極々弱火で 20 ～ 25 分煮出して、ストレーナーで自然に濾して温かいうちに飲みます。

（ 甘い野菜の煮汁のかす ）

そのままから入りして醤油で味をつけふりかけにします。椎茸やゴボウ、油揚げなどを足して煮含め、かやくご飯のタネにもできます。

■ ～脂肪を溶かす！～ 切干大根茶

切干大根を軽くほぐして、ボールに水を張りさっと数秒で洗います。細かく刻み、目分量で４倍の水を加え、沸騰後弱火で 15 分位煮出し、濾して飲みます。

（ 切干大根茶のかす ）

後利用を考えて最初の切り方を考えておきます。薄口醤油で味をつけなじませます（はりはり漬け風）。煮物に使ったり、かやくご飯のタネにします。

■ ～ひどく疲れたら～ 黒炒り玄米茶

黒炒り玄米カップ２分の１に、

■ ほっと一息・甘いもの ③
果物ゼリー

❶ 寒天をちぎって水に浸けふやかしておきます。

❷ 鍋に移して煮溶かし、りんごジュースを加え、塩気も少々加えます。

❸ 好みの果物などをガラス鉢に並べて、粗熱の取れた寒天液を流し込みます。リンゴなどは加熱したものがよいでしょう。

❹ 寒天は 40 度前後で固まりますから、和風ゼリーが簡単にできます。これを冷やしていただきます。

＊寒天は棒寒天か、糸寒天が味がよいでしょう。良く煮溶かすことがポイントで、十分に煮溶かすと柔らかく口当たりがよくなります。りんごジュースではなく、番茶でも美味しいゼリーができます。

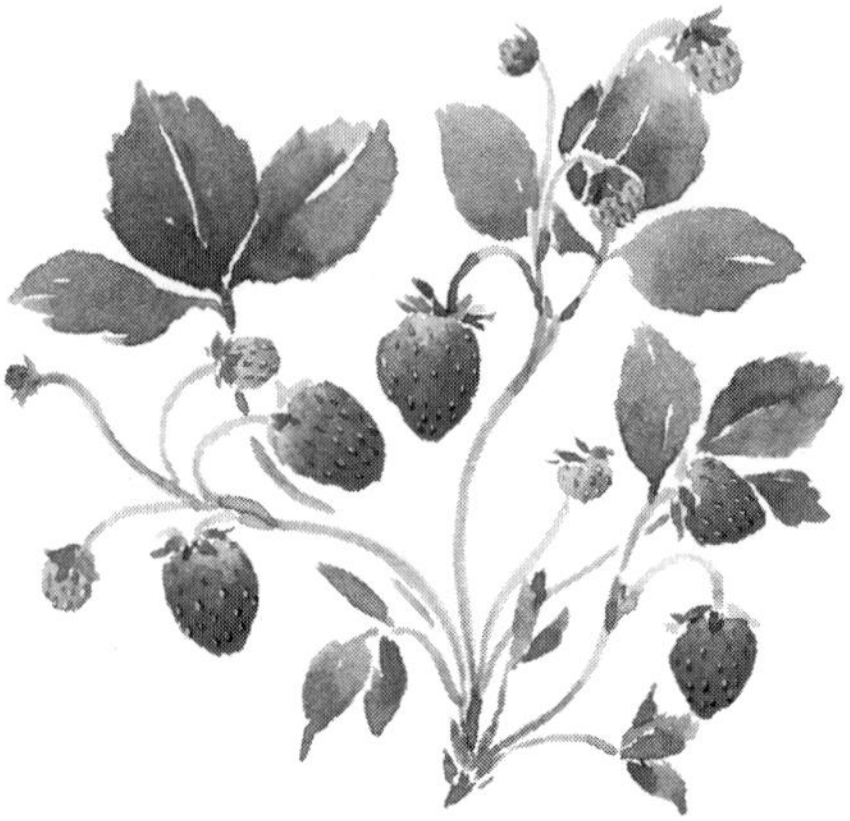

【ほっと一息・甘いもの】

■ ほっと一息・甘いもの ①
りんご葛

❶ りんごジュースで葛をよく溶きます。ジュースによっては水で割ってもよいでしょう。

❷ 中火にかけて葛が透明になるまで混ぜながら加熱します。葛の量によって、とろみがちょっとある程度のものから固めのものまで、様々なリンゴの葛練りが楽しめます。この葛練りは心が和みます。お試しください。

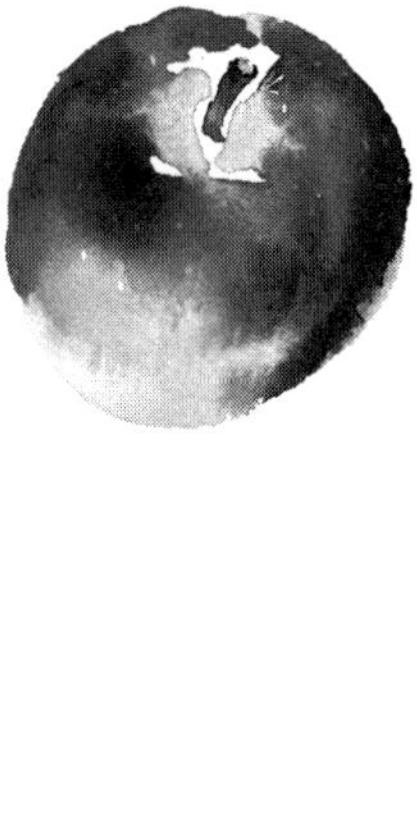

■ ほっと一息・甘いもの ②
栗小豆

❶ 小豆を洗って、30 分位水に浸けます（小豆は長時間水に浸けないようにします）。

❷ 厚手の鍋（土鍋だと放置できます）に水ごと入れ、昆布の小片を一片入れて中火にかけます。

❸ 沸騰し始めたらとろ火に落として、途中で水を足しながら小豆が柔らかくなるまで煮ます。

❹ 柔らかくなったら良質の塩で味を調え、甘栗を好みの大きさに刻んで加え火を通します。慣れるまでは、塩を加える前に米飴などで甘みを足してよいでしょう。

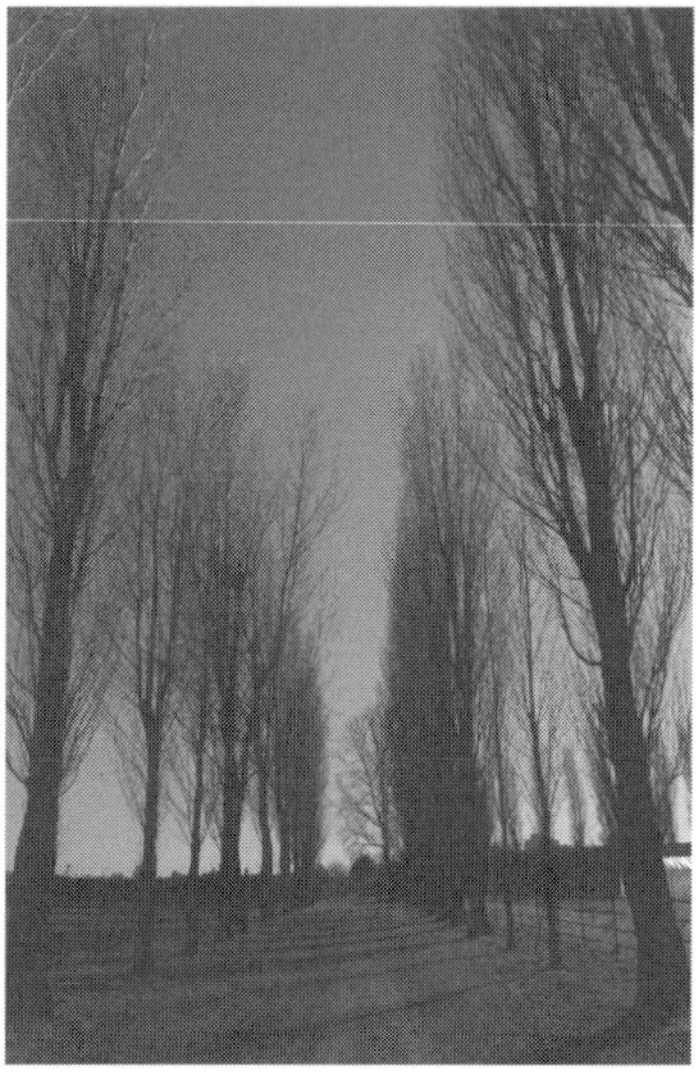

Part-6

機にふれ折にふれ

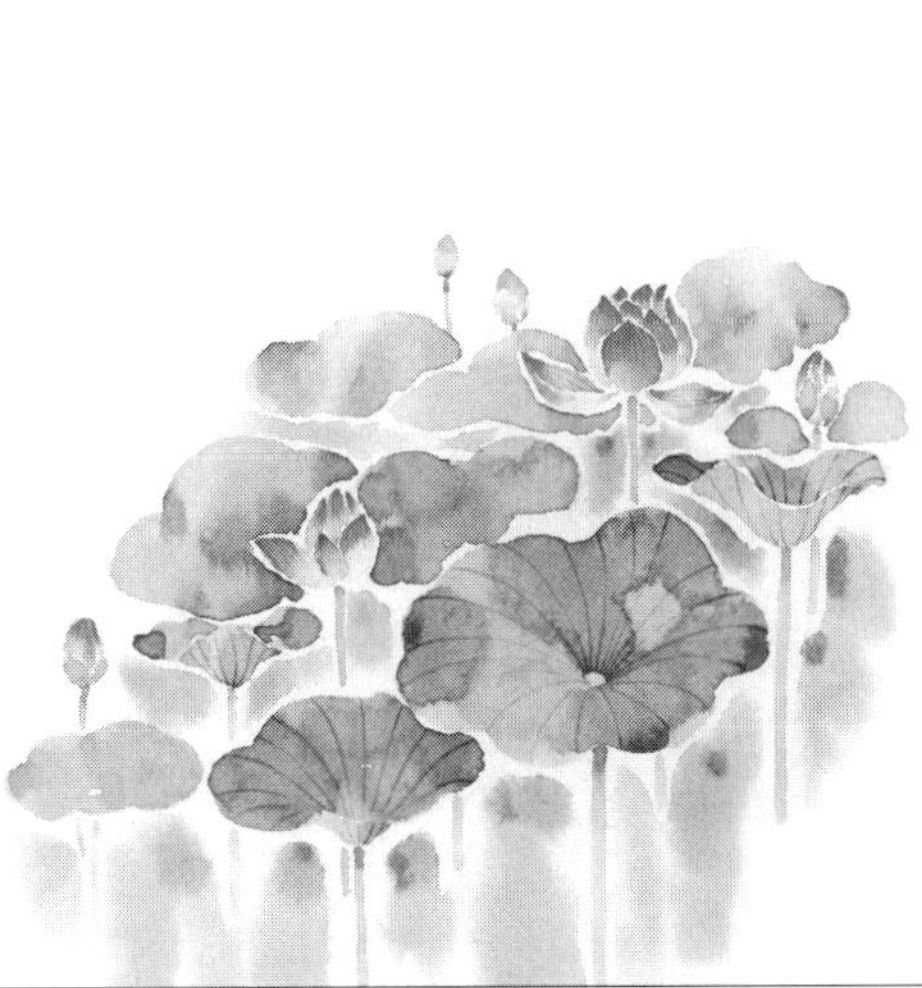

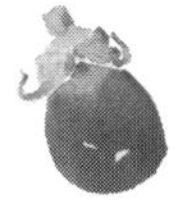

季節と暮らし

私達の日本にははっきりとした四季の変化があります。この四季の巡りは、温帯地方に顕著な特徴で、地球上でもっとも多様性のある土地柄を作り出しています。日本は細長い列島で、海と山があり、さらにその多様性を増しています。

春には春の、夏には夏の、秋には秋の、冬には冬の風や光、色や香りが日本の暮らしを彩ってきました。私達の先祖も四季の巡りを愛で、そこにあるものの移ろいを「おかし」と感じてきました。

子どもの成長も自分自身の老いも、みな四季とともに感じてきました。節目ごとの節会《せちえ》と節会料理、日常のふとしたものの気配を感じてこしらえるしつらえやお料理、家族の思い出や記念行事、どれもこれも季節を抜きには考えられないものです。

多分外国にはないだろうと思われるのが「衣替え」です。これは本当に面白い行事で、国家規模の季節対策となるものです。長袖から半袖に変わる学校の制服で、私達にも子ども心に衣替えが刷り込まれた気がします。

祖母の思い出に「洗い張り」があります。綿布は張り板、絹布は伸子《しんし》張りで薄く糊をつけたものです。張り板からはがすのは楽しいお手伝いでした。

はがすといえば、年末の障子の張り替えも面白かったことを覚えています。思う存分障子を破ってもよかったのですから。年の瀬の温かい良く晴れた日を選んで、父は手拭いで頭を海賊しばりに包んで、子ども達や郎党どもを集めて、骨ばかりになった障子を井戸端で洗いました。祖父は障子紙を寸法に切るのがお得意で、小刀で切りながら祖父の一家言を聞かされたものです。母が残りご飯で作った糊を、父が刷毛で桟に塗り紙を貼っていきます。最後に水を打って乾けばでき上がり、新しく白くなった障子をたてて、もうすぐお正月が来ることを感じたものでした。

季節の移りはまた収穫物の移りです。季節ごとの楽しみがありました。初春の七草、木の芽採り、筍掘り、野イチゴ摘み、瓜に西瓜《すいか》、きのこに木の実、里芋、レンコン、それに何は無くともお米の収穫。田植時の「かから団子」、夏のスイカ割り、お彼岸のおはぎ、そして年の瀬のお餅つきなどです。

「かから団子」は平戸地方の風物詩ともいえるものです。五月の柏餅は全国的に有名ですが、私の故郷平戸では、節句から田植の季節にいたる頃、その両側を「かから」の葉で挟んだ小豆あん入りの蒸し団子を作ります。比較的手に入りやすく、殺菌作用も持つというところから「かから」の葉を利用したものです。

こうして、身も心も季節とともに巡っていき、私達も自然の中にありました。今でも田舎にいればまだまだそんな暮らしもありますが、都会の現代社会ではなかなか難しそうです。

人間を鍛える最初のものは「寒さとひもじさ」だといわれています。私達の体は、異常事態に対処する能力を鍛えていかなければ、バランスを取る仕組みが正常に機能しないようになっています。恒常性という仕組みはアンバランスに刺激されて機能するようになっているので、恒常的に満足状態、つまり満腹やぬくぬくとした温室状態では機能が鈍くなって異常事態に上手く対応できなくなります。

私達の身体には、季節の変化という刺激はとてもありがたいものなのです。寒ければ寒いなりに、暑ければ暑いなりに、身体は対処能力を発揮します。冬に寒さを忘れたり、夏に暑さを忘れたりする暮らしは不健康のもとです。身体が季節に対応していなければ体温調節などの生理機能がうまく働きません。

以前私どもの断食セミナーに参加された方の中に、初夏のことでしたが、冷えで寒くて眠れないと訴えられた方がいました。冬の様に布団を重ね、靴下をはいても寒いのだと訴えられました。

私達の体が正常な生理機能を維持できなければ、どんなに外側の対処をしても役に立ちません。お薬で体をだまし、麻痺させて眠ることはできるでしょうが、それでは人生とはいえません。

つまるところ、食べ物を変える以外にないのです。春から夏へ移る季節は暑さへの対処を、秋から冬へ移る季節は寒さへの対処を、身体の内側で行う必要があります。

夏でも寒くてたまらない、あるいは異常に暑くてたまらない、冬は寒さで死にそうだ、あるいは冬なのにほてりがたまらないというのでは、普通の動物では生きていけませんし、自然には起こり得ないことなのです。よくよく反省しなければいけません。

マクロビオティック生活＝自然の中に生きる

ちょっと前まで、私達日本人の祖先は家の中では大方の人が裸足でした。それでもあの障子しか無い風通しのよい縁側のある家で暮らしてきたのです。保温のための衣類も布団も、それほどいりませんでした。

マクロビオティックで身体を整えると、祖先と同様に体温の維持が適切な身体になり、季節を楽しむことができます。つまり冬がそれほど寒くなく、夏がそれほど暑くなく、動物のサバイバルの条件となる外界の変化に耐えられるようになってきます。

マクロビオティックを始めて一、二年は、反対に寒かったり暑かったりすることもありますが、それは過去の清算のためで、その期間を乗り越えると、身体は動物として当然の強さを発揮できるようになります。

また記憶力がよくなります。それも必要な時に思い出すことができるのです。そんなことがあるだろうかと疑問を持たれるでしょうが、マクロビオティックで身体がすっきりしてくると、記憶もすっきりしてきます。

また不注意ではなくなります。床に落差があっても、道がへこんでいてもちゃんと見えて対応できますし、それによって怪我をすることはなくなってきます。転んでいる最中にも対処できるようになります。子供も危なっかしくありませんし、転んだり、ものにぶつかったりすることがあまりなくなります。怪我をしても大事に至ることはあまりありません。

すでにハンディを持っておられる方には当然ですが、現代社会はバリアフリーといって健常者には、能力の低下に甘い方向に進んでいます。私達はそれに甘えないで、身体能力を鍛えなければなりません。

精神状態も落ち着いてきます。上がらなくなったり動揺しなくなり、他人の言動にいちいち振り回されなくなります。困った人に対しても寛容になります。死ぬことも怖くなくなります。どんな命に対しても公平になります。要するに「安心立命」の境地が開けます。

私たちは胃が悪いとついつい思い悩むものです。また反対に思い悩むと今度は胃を悪くしてしまいます。精神状態と身体の状態は表と裏なのです。身体の健康は精神の健康と表裏の関係です。身体が健康であれば自分の立ち位置がはっきりと認識できるようになります。自信というものは宇宙や大地、その間を循環する自然の力との一体感から生まれてきます。マクロビオティックは自然という健康の中に生きる道です。

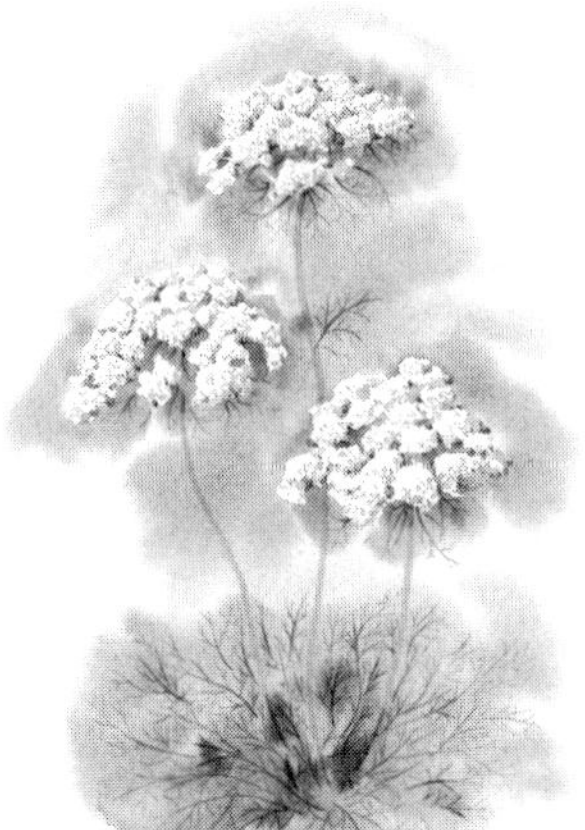

❄ 季節の移り

春を迎えようとしています。我が家の周りは、水仙の花盛りですし、梅の木もつぼみが大きくなってきました。玄関内にあった白梅はもう散ってしまいました。それよりも先日から「チョッチヨ、チョッチヨ」と鳴いていたうぐいすが、今日はきれいに、「ホー、ホケキョ」って鳴きました。「アー、うぐいすが鳴いたなあ」と思います。

これから数ヶ月、うぐいすの声で朝を迎えられます。しみじみ嬉しくなります。幸せってこんなものかもしれませんね。それから花の季節ですが、花の季節の前には、裸の桜の木の黒い枝が、赤く見えてきます。ドウダンツツジの低い枝も赤くなります。つぼみや芽が膨らみ始める時って赤くなるのです。そして桜の季節。遠くに桜かかすみか、白くのどかな風景が広がります。平戸はきれいですよ。海の青と桜と空が、なんとなくぼやけて見える春の季節です。

次が緑の季節。緑の季節には色々な緑があって、白い緑や、黄色い緑が新緑の季節。次に緑が濃くて圧倒されてしまう夏の季節の来る前に、水を張って黒く見える田んぼに、並んで植えられた稲の繊細な緑の季節があります。私はこの田植え直後の田んぼが大好きで、ついつい、「玉苗植う～る夏～は来ぬ」と歌いたくなるのです。自分が農耕民族の末裔であることを感じます。その前後にもう一つ、私が楽しみにしているものがあります。それは柿の木の若葉です。この若葉の色は一種独特です。その美しさに、こころは弾みます。毎朝それが真っ先に目に飛び込んでくるように、窓のカーテンを開けて寝ます。東山魁夷の絵画もこれには及ぶまいと思います。私の幸せです。

自然は常に巡っています．私達人間もそれに倣って、体の準備をしましょう。文明社会におぼれているのですから、いつも自然の巡りに敏感に自分の調整をしていきましょう。地球の上で、自転公転のスピードに取り残されてのけぞっている自分を想像したら、おかしいですよね？　もう春です。体に溜めていたものを噴き出さねばなりません。噴き出しの調整をしましょう。いかに美しく噴き出せるか、これがマクロビオティックを実践している者の課題でしょう。

❋蕗と油揚げ

我が家の春を告げるおかずは、代表格がせりのゴマ和えですが、もう一つ忘れてはならないのが蕗の煮物です。先日からあの独特の香りが到来して、味としゃきしゃきとした食感とを愛でています。似かよった味に石蕗《つわぶき》がありますが、春を連想させる食感では蕗が勝るかと思います。

蕗はどうしてこう油揚げと相性がいいのでしょう！　感動してしまいます。油揚げが少しくたっとするくらい柔らかになったほうがいいことも、蕗に軍配が上がる理由かもしれません。石蕗は柔らかくなりすぎて溶けてしまうからです。でも石蕗採りは楽しい行事です。石蕗採りが大好きな叔父がいました。私はいつもおすそ分けにあずかっていました。私にとって石蕗は春の味というより、叔父の思い出の味です。

下拵えのために塩で板ずりをして、さっと茹でた時のあの冴え冴えとした緑も春の思いを増強させるのでしょう。嗅覚と視覚とを刺激されてお料理が楽しくなります。春は独特の嗅覚と視覚の刺激で強く感じられるのかもしれません。いつもお話しているように、私達は匂いも食べて（取り入れて）います。匂い、嗅覚というものは一体何なのでしょうか。鼻とは一体どういう器官なのでしょうか。

鼻は先端という意味も持っています。我が平戸の海岸に「常燈の鼻」というでっぱりがあります。オランダ貿易の拠点が、鎖国政策によって出島に移される前、我が平戸は国内有数の海外貿易の拠点でした。そのオランダ船、ポルトガル船の目印にもなった、少なくとも400年以上前からの平戸藩の灯台です。「鼻」は飛び出したところです。

人間の鼻も他の動物の鼻も皆同じです。鼻は切っ先となって環境（水や大気）を掻き分け、安全確認を受け持っています。鼻は先端についていなければ役に立ちません。移動するもの（動物）の証しです。

生命とは、前述の中田力先生によると器官です。器官とは機能を持った形態です。動物の最も古い器官は口です。口しか無かったといっても過言ではないでしょう。口を持った細胞が動物の始めだと思います。やがて取り入れ量（食べ物）を増やすために口を開けて前進するようになり、口と肛門が前後（頭尾）になりました。

鼻は口の一部です。光の届かない海底でのことでしょうから、鼻から受け取る情報は進路決定の最重要事項だったはずです。動くことによって、私達は色んな力学作用などを受け取って、38億年という途方も無い年月を進化してきました。鼻は進化の最前線を突っ走ってきました．無限宇宙の創造にとっては七日間のことかもしれませんが、それを思うと、蕗の香りを春と感じる自分の鼻が何といいとおしいことでしょうか。

❄ 蕗の薹味噌

蕗の薹味噌を私流に作りました。春の香りが体中に広がります。庭先に出てきたのを切り取りましたが、これまた蕗のなんともいえない香りに包まれました。幸せな気持ちになって、どうして食べようかと思案するのも楽しいですね。てんぷらにするよりも穏やかに楽しめる味噌を作りました。マクロビオティックでは茹でこぼさないことが多いのですが、春の野草は別の話です。塩を加えて茹でこぼし刻みました。それから土鍋を使って「ねぎ味噌」のやり方を応用します。味噌は豆味噌で作りますが、それに海の昆布を加えて、美味しくでき上がりました。ご飯に乗せれば、ぷ～んと春の香り、黄緑色の香りです。

そういえば春は香りの世界です。お正月から蝋梅の香り、それから水仙の香り、そして白梅が咲き始めました。嗅覚は味覚の世界とくっついていて、視覚よりもっと原始的な体験のような気がしますが、とても幸せなご飯をいただいています。

どうぞお試しください。これからでてくる蕗の葉でもセロリの葉でも同じようにできます。春ごぼうでもできますね。陰陽を考えて味噌を加減すれば、マクロビオティックの楽しい実習です。

❄ 枇杷ゼリー

今年は枇杷が豊作で枝もたわわになりました。弟が摘果して袋をつけてくれたこともあって、大きな見事な枇杷がなりました。孫にも送ったら大感激されたそうで、年中行事の一つになりそうです。あまりにたくさんできたので教室の材料にしようと、枇杷のシロップ煮を作りました。といってもちょっと米飴を入れて煮ただけなのですが……、指先は真っ黒けになりました。枇杷はあくが強い果物です。それがまた薬用になる成分を種や葉に含む所以なのかもしれません。

というわけで、昨日の教室の実習は枇杷ゼリーのデザート付でした。デザートってこの程度の甘さでも、こんなに米飴を使うんだと皆で納得しました。さらに市販のデザートの甘さも実感しました。それに先立つこと数日、私は寒天を色々と久しぶりに試してみました。どれ位の固さと甘さにしようかと思ったのです。甘みを常備していない私は、娘の残していった米飴を枇杷を煮るのに使ってしまい、仕方無しに寒天だけで試すことにしました。私はあまり甘いものが欲しくないマクロビオティックをやる上では幸せなタイプなのですが、甘みの入ってない寒天のあまりの素っ気無さに流石の私もタジタジでした。それでりんごジュースとくずを入れて、まあまあ美味しく仕上げました。

❄ 茄子

弟の畑に立派な茄子がなりました。マクロビオティック生活になって茄子を自分で買うことは少なくなりましたが、それでも艶やかでへたのとげ

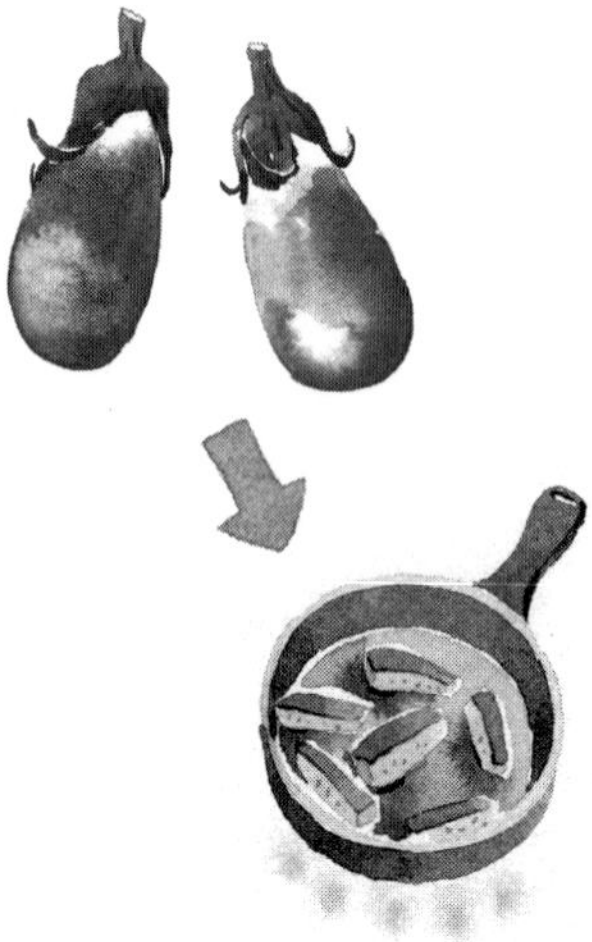

ナスは油と相性がよくとてもおいしい！！

が尖っている茄子を前にして、久しぶりに実家の父母や舅姑の大好きだった茄子、日本人から愛されてきた茄子を思い出しました。そうだ、茄子を食べよう！　この暑い日に茄子を食べよう！

今日のお昼は、久しぶりに昨日帰ってきた末息子と夫は鯛茶漬け。昨夜は鯛のお刺身とあら煮を作りました。これまた滅多にしなくなったお魚の料理ですが、昨日は鯛を一匹買ってきました。片身とあらを二人と一匹がその日に食べてしまい、もう片身はお刺身に作って翌日のお昼用にお醤油に漬け込みました。あっさりとお醤油だけに漬けますが、一晩くらいが一番です。

そして私は、お茶漬け用に三分搗きにした固めの炊き立てごはんに、茄子を油焼きにして、庭に生えている青じそのあら切りを加えお醤油で炒りつけた「しそしぎ」（？）です。これがさっぱりとして今年の異様な暑さにぴったり！　美味しいですよ。

平戸では茄子をたまねぎ、青ねぎ、あわびの落し、肝などと油で焼き、味噌で味をつけて食べます。あわびをお刺身にした後の残りを美味しく食べた昔からの知恵です。茄子はいつ頃から日本人の食卓に上ったのでしょうか。実家の母が上手で父の好物だった夏の味、「アチャラ漬け」。アチャラとは「アチラさん」の意味で、昔ならば「唐物」とでも言いましょうか、「アチラ風の漬物」という意味です。薄輪切りにした茄子にたっぷりのお塩をふって、塩もみします。たっぷりのお塩をふらねば、かさかさのお茄子は水を出しません。そして三杯酢であえます。この即席のお漬物は全てできたてが身上。できたての茄子の皮の艶やかな紫と身の清々しい薄緑、なんとも涼しい色合わせです。

茄子の色と形と味をずっと愛でてきた日本人がいます。ピーマンやトマトが私達日本人の日常の生活に入ってきたのは、昭和になってからです。それとは比較にならない歴史が、懐かしさを感じさせるのでしょうか。舅姑は焼き茄子が大好物で、この時季、茄子自慢の方々からの到来茄子を焼いて、鰹節をたっぷりとのせて食べていました。美味しそうな顔が目に浮かびます。茄子は夏の風物詩です。短い夏限定の茄子との付き合いを改めて考えました。

❄ ぬかどこ

農業をやっている従弟が、農業に使う微生物を活かして作ったという「ぬかどこ」を持ってきてくれました。開けてみると、麹のような甘い何ともいえないにおいがします。そしてぬか漬けに手ごろな大きさの茄子を一緒に持ってきてくれました。

マクロビオティックを知ってからあんまり使わなくなった茄子ですが、それでも長年日本人が愛してきた茄子です。一富士、二鷹、三なすび？　初夢の縁起物にまでなっています。トマトやピーマンは普及が明治以後ですが、茄子は日本人の食卓にいつ頃からあったんでしょうか。私は茄子が大好きでした。色もきれいだし、形も面白いし……。幼い日母が語った「茄子紺」という単語に惹かれたのかもしれません。それに今年は特に葉物が無くて、茄子しかないような日がありました。先日娘の所に行って分かったのは、東京には九月にもオーガニックの葉物も蕪までも何でもあるということです。東京ではどんなメニューも簡単です。でも田舎（平戸方面）では、毎日同じものばかり、やっと一〇月になって間引き菜がちらほらという状況です。安全野菜は弟や従弟達がくれる茄子しかありません！

私には母の味の「アチャラ漬け」も懐かしい。焼き茄子のあの芳醇なジュース（？）は特筆すべきだし……。それに何よりも茄子のぬか漬けが好きだったんです。特にへたの近くの首の部分が。でも茄子はなかなか上手には漬かりません。きゅうりのように簡単ではありません。それなのに、従弟がいうには大量の微生物とやらのおかげで、茄子も簡単に美味しく漬かるというのです！

半信半疑ながら非常に期待してやってみました。時間をおいて取り出せるよう三本漬けてみました。明くる朝一本を出してみると、何と良さそうな感じです。味見をしてみると、なるほど自慢もしようというものです。美味しく漬かっているではありませんか。漬かり過ぎないようにお昼には残りも出してしまいました。それから人参を漬けてみたり、キャベツを漬けてみたり、どれも上首尾、ぬかどこも臭くありません。ただ茄子はしっかり塩で揉まないとうまく漬かりません。

マクロビオティックの訓練は、陰陽を上手に扱って自由になることです。夏の終わりから貰う物は、茄子ばかりでしたがまもなく終わります。さればされば、うまく茄子をお料理しましょう。というわけで皆におすそ分けして、あんまり食べすぎないように気をつけて切り抜けるしかありません。お醤油やお味噌と相性抜群です。今日のお昼はぬか漬け茄子のチャーハンにしてみました。これがまた乙な味でした。

今日は弟から大根の間引き菜と栗を貰いました。全長10センチくらいの間引き菜は、父が「小菜の汁」と言って、何が無くてもこれさえあれば、戦後の食糧難の時期に楽しみにしていた味です。根っこも柔らかく美味しいのです。もやしも、髭根を取るととてもきれいですが、味が物足りなくなります。根のまま食べられる小菜の汁は、本当に美味しいと思います。栗は当たり年だそうです。栗ご飯が楽しみです。

大昔の人たちは栗をどうやって食べたのでしょうか。椎の実は生でも食べられると思いますし、子供時代に私もよく食べたものです。でもマテやどんぐり、栗は渋皮のえぐみがきつくて、生では食べにくいし、煮ても渋皮はきついですよね。石の包丁でむくのも大変だったでしょう。なかなかたくさんは食べられそうにもありません。それに対して、やっぱりイネ科の種子（穀類）は食べやすかったんだろうと思います。それに草ですから「桃栗三年柿八年」と比べてすぐに実りがあります。こぼれた種から芽が出て、収穫できた時の喜びはどんなだったのでしょうか。農耕への道はやはり人間の辿るべき運命だったのでしょう。

❄ あご風

今朝窓を開けたら北風が吹いていました。私達の住んでいる平戸地方では、北風が吹き始めるとあご漁が始まるので、北風をあご風と呼んできました。高校時代は教室の窓からあご漁の船が見えたものです。そして「秋になったなあ」と思い「冬を迎えるのだなあ」と思うのです。年々漁獲量が減っていく平戸のあご漁ですが、それでも依然として季節の風物詩であることに変わりはありません。

あごは飛び魚のことですが、平戸で捕れる飛び魚は小ぶりです。飛び魚は長い胸びれを広げて、グライダーのように滑空します。高校時代通学する船に飛び込んで来たこともあります。船の上から眺める飛び魚の姿は本当にきれいです。鳥が空を飛ぶようになった時には、飛び魚のような時期もあったのでしょうか。進化の妙を感じます。

そんな飛び魚の体は内臓が少ないので、丸干しに向いています。油が少ないのです。平戸人の記憶にあるあごは白身の美味しい干し魚です。規格

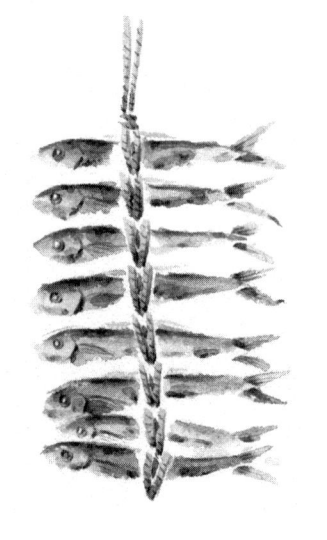

あごの干物

外の飛び魚は丸ごと炭焼きにして干し、高級な出汁用のあごになります。一部は上等のあごも特上の出汁用にします。平戸のお正月はあご出汁抜きには考えられません。昆布とあごを一晩水に漬けて出汁にします。煮出したものと違って上品な味です。塩味のお雑煮用です。醤油味には少し沸騰させますが、ごく短くしないとあご臭くなってお料理の味を損ねます。

昔のあごは塩気を強くして、コチンコチンに干しました。焼いて紙に包み、出刃包丁の峰や金槌でたたいて、骨離れをよくしたものです。塩気をきかせないと保存がきかなかったからですが、冷蔵庫がある今では塩気の薄い生干しもあります。主に鹿児島や五島などで捕れる大きな飛び魚を、平戸では「うばあご」と呼びます。古代日本語の音では「ウ」とは大きいという意味です。いわしの大きいのを、おおばいわしと呼びますが、あれと同じです。主人の母は大きいことや多いことを「ウーカ」と言っていました。種のことを「サネ」とも言っていました。それを聞いたとき本当にびっくりしたものです。古代の日本語の音が生きている！ と感激したものです。うばあごは三枚卸も簡単ですし、白身の淡白なお魚です。蒸してカボスを利かせてもおいしいものです、椎茸等のキノコと土瓶蒸しもいいでしょう。魚がお好きな方はお試しください。

まだまだ日中は暑いのですが、平戸は秋を迎えました。マクロビオティック教室も昨日また始まりました。もうすぐ「とんご柿」も色付くでしょう。楽しみです。

❄ 紫蘇の穂の塩漬け

庭に紫蘇の穂がいっぱい出ています。あんまりたくさんできたので、蜂やバッタと一緒になってつみました。紫蘇の実の塩漬けを作ろうと思ったのです。洗って水気を切って塩をまぶしてビンに入れました。まだ二～三時間しか経っていませんでしたが、あまりの良い香りに誘われて、ついお味見。その美味しさにお代わりしたいのをじっとこらえました。

　香りは紫蘇で美味しさは塩が決め手です。私が使ったのは、平戸の「和み」さんのお塩、「イキな塩」です（51頁参照）。このお塩は三年前、久司先生が来られた時にも味を見ていただき、「いいね」と誉めていただいたお塩です。追加の穂を採りに行って作り足しました。

　食欲の秋、ご飯が楽しみです。他におかずはいりません。よく噛んでプツプツいう口の中の音と香りを楽しみながらたしなんでいただきます。ややこしい手の込んだお料理は苦手でこういう単純な味が好きです。やっぱり一〇月からの教室の調理実習も、自分にあった単純な、そして何にでも変化し得る基本的なお料理実習にします。

　紫蘇の穂は上から下にしごくと簡単に取れますが、指先が真っ黒になりました。すごい灰汁ですね。春の石蕗、秋の紫蘇、同じくらいかもしれません。塩漬けはご飯にそのまま乗せても美味しいし、調味料にしても香り豊かな味付けになります。パスタに混ぜるだけでも美味しいかもしれません。私は洋風のお料理はあんまりしないのですが、ふとそう思いました。こういう強い香りの食材は相当お塩やお味噌で加減しないと食べられませんから、毎日食べるものではありません。でも健康であれば、季節の楽しみの枠が広くなります。ちょっとだけ季節の味を楽しみましょう。

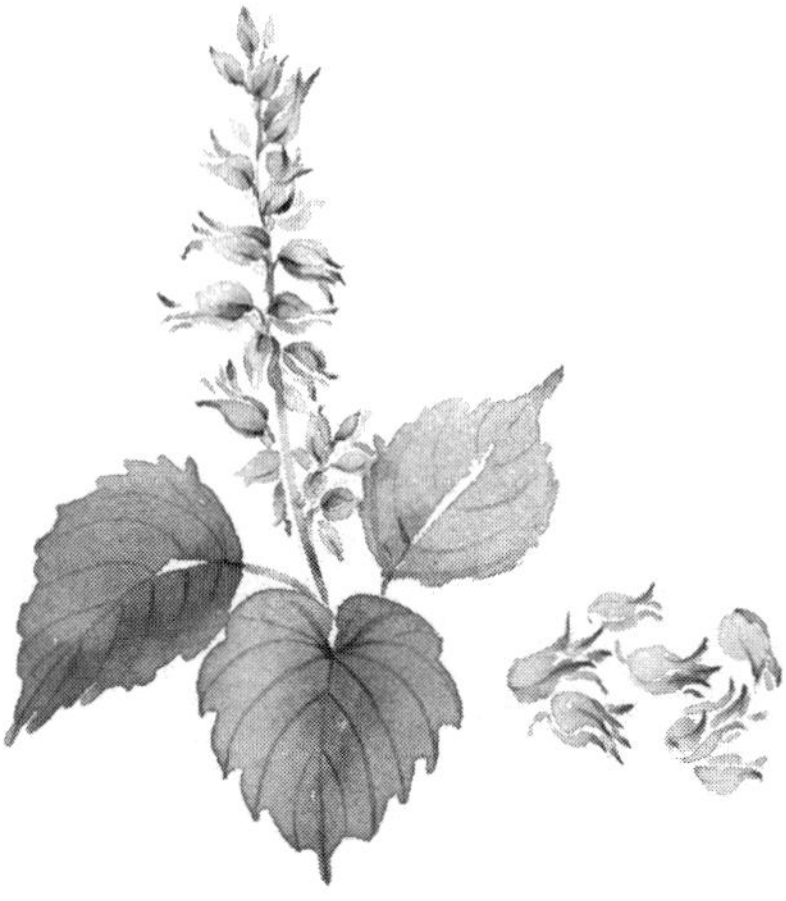
紫蘇の穂

❄ぶくぶく装置

今回の教室は、始めて以来初のお魚料理でした。アジのおろし方から皮のはぎ方、たたき方、すり方……。アジの身を背骨からこそげとれば、おろし方が下手でも大丈夫！　日頃のお料理より生臭い時間を過ごしましたね。平戸は海の側ですから新しい魚がたくさんですが、それでも魚臭かったですよね。でも最後の試食は皆さん満足だったのでしょうか？　男の人の参加が普段より多かったので、すりこぎ要員に期待していましたけれど？

主人のお手本は、本人の言うがごとく力の見せ場でした。ああいう風にすりこぎもすりおろすつもりでどうぞ。

随分使わなかった出刃包丁を研ぎに出し、柄も付け替えました。特大のまな板も久方ぶりに登場しました。若い人たちが日頃使わない(?)包丁や、扱いなれないとがった魚のひれの鋭さにおっかなびっくりでしたが、ほとんど怪我も無く無事楽しく終わってホッとしています。食べるということと生き物の命のつながりも実感できました。

魚をきれいに美味しくするための、抜気装置というものを説明しました。野菜にでも何にでも利用できるのですが、特に肉や魚を利用する時は欠かせないものです。私が勝手に「ぶくぶく」と名付けています。マクロビオティックではほとんど登場してこない肉や魚ですが、お客様に合わせたり、主人や息子の希望に応えて私は時々料理をします。そのとき威力を発揮するのが、このぶくぶく装置です（51頁参照）。

先ず大きなボールに海水濃度に近い3％塩水を作ります。丸ごとの魚や塊肉はこの濃度で、おろし身や薄切り肉は1～2％に薄めます。その中に、金魚の飼育ケースよろしく酸素を送り込んで魚や肉を入れます。5分もすれば、肉の場合には特に原爆のきのこ雲のようになります。汚れていればいるほどひどいのです。天然の取れたての魚ではほとんど出てきません。野菜も1％程度でぶくぶくをすると、美味しくいきいきとします。特に、腸の中で様々な不都合を作り出す、脂肪や蛋白質の腐敗をせめて食べる前には最低限にしようという装置です。

　時々平戸の「自然食品和み」さんの広告をする羽目になりますが、これも和み製です。多分新しい金魚の酸素装置でも構いませんが、和みさんのは様々な工夫がしてあります。それほど高いものではありませんので気になる方はお尋ねください。塩もエネルギーのある塩ほど、汚れを取り去る力と細胞を活性復元する力がありますのでよい塩をお使いください。ぶくぶくのきのこ雲は見ものです。あれを一度見れば、手間を省くわけにはいきません。

❋ とんご柿

　秋になりました。実家には樹齢80年と思われる柿の老木があります。私が覚えている限り形は変わりません。50年前から今のようだった気がします。母は自分が嫁に来た時から変わらないと言います。その柿の木に今年はたくさんの柿の実がなりました。昨年は不作でしたが、今年はまああの大きさでたわわに実が付きました。「とんご柿」という野生に近い柿です。甘柿で、ごまが入った黒味を帯びた色合いの柿です。栽培種のように甘くはありませんが。栗の甘みくらいの甘さです。その名はたぶん、とがっているところから来たのだと思います。私はこれが大好きで、久司先生、すみません。弟子の失態をお許しください！

　毎年2週間くらいこの柿を食べ過ぎます。私の弟は、娘からあまりたくさん届けるなとくぎを刺される始末です。

　とんご柿は私には父の思い出と重なります。父は陸士第56期です。昭和20年8月14日に特攻に出ることになっていました。それが上官のはからいで、15日の詔勅の放送を聞いてからに延期になったのです。一日の差で父は生き残りました。茫然自失の間に武装解除され、公職追放の身となり父は故郷に戻ったのです。そして56期やそれ以前の沢山のお仲間方の犠牲の上に私は生まれることになりました。このことをもってしても、私は多くの方々の鎮魂の思いの灯を胸にともし続けねばなりません。

　私は年子の弟も生まれた所為か、お父さん子になりました。秋には父が農作業から帰ってくると、「おとうチャ、なっといねえ（なってるねえ）」と言ったそうです。すると父はすぐにもう暗くなっていても、もぎ竹を取り出して幼い娘に柿をもいで来てくれるのです。とんご柿は私にとって父の愛情の味なのです。父の前に特攻に逝かれた方々の愛情の味なのです。涙なしに思い出すことはできないものです。

　私は父を心から敬愛して育ちました。母が父を敬愛していたからかもしれません。とにかく父は娘の私にとって世界一の人でした。父は何でも知っていました。学校で教わることももっと深く教えてくれましたし、歴史物語も熱く語ってくれました。父の懐は私の愛の心の源泉です。私から出てくる愛は父の心を源泉としているような気がします。

　戦後は今では考えられないような貧困の時代でしたから、乞食のような人もたくさんいましたし、みんなその一歩手前のようなものだったのです。そんな人達からも父はとても好かれていました。庭を「若ダンしゃあ、若ダンしゃあ」と駆け寄っていく人をよくみました。そんな人達は、私をも可愛がってくれたに違いありません。

　世のお父さん方に申し上げます。娘にとって父親は、独り立ちをした後の心の支えです。たとえ善かろうが悪かろうが、心から自分を愛してくれている人がいるとの思いが娘を支えてくれます。世の娘が心の支えとなる父を持っていたら、きっと世の中は明るくなります。

　家庭を支えるのは女です。でもその女を支えるのは男です。男は伴侶である妻を支えるのが当然ですが、夫婦はともに若く未熟です。結婚して妻となり一人前の女になった娘を、父は自分をこの上なく愛しているという記憶が支えることになるのです。

❄ 母卒す

5月30日母卒。昨日母を見送りました。母が嫁入りをしてきた道を反対に辿って火葬場に向かいました。やせ衰えた母の体は煙と灰になりました。思い返せば、父が先立って以後の母の生活は、有って無きが如きものでした。母は一人で自立した精神生活を営んでこなかったのか、父の影であったのか、父亡き後の母の8年はひたすら死に向かって、死という人間最後の大仕事を果たすためにだけあったような気がします。

母の棺を清めるために、父や舅姑の時と同じ様に特殊なシホ（塩）を作ってもらいました。その包んである半紙に、母のために特別名前を書き入れて四隅と真中に入れました。

故深江圭三　妹深江佳子

間違えずに父の差し向けた船に乗ったと思いたいのです。

父の死期を悟った時、私は初めてマクロビオティックを父に紹介しました。父はいつも私の教師でした。それまでは父に対して娘が何かを教えるという関係はありませんでした。ですが死というものをひしひしと感じた時、75歳を過ぎようとしている父に初めてマクロビオティックを伝えました。桜沢先生の『食養学序論』（日本食養研究所刊）と久司先生の『マクロビオティック健康法』（日貿出版社刊）とを、病床にあって暇になった父は読みました。それまで私は、老齢になった父の生活を変えねばならないほどの必要にためらいを感じていました。そして、マクロビオティックを知るまでの私と同様、父もこの世は気力でどうにかなると信じていました。父の感想です。「そうだったのか」。でもその父も最期まで、母とともに築き上げてきた家庭の味にこだわりました。「お母さんと二人で作った家庭の味というものがあるんだ」というのが父の言い分でした。

旧来の日本人の食基盤では、確かに気力が人間の鍵だったのかもしれません。でも今のように食の基盤が乱れてしまっては、気力の出てくる余裕がありません。その前に倒れてしまいます、それが現在の医療大国日本の現状だと思います。そして父はこの世を卒業しました。

それから残された母は、実体のない影のようなものになりました。周囲にとって驚くべき変貌振りでした。あまりにもひどかったので、私は父の死を考えることをやめて、ただ母を慰める日を送りました。母が寝付いてからは、母がうまく死を迎えられるよう、母と死について語り合うように努めました。ですが死を目前に控えた人と死を語ることがどんなに難しいことか、思い知らされました。それでも2年余、手を変え品を変え語り合ってきた母の最後の感想は、「死にたうもあり、死にたうもなし」でした。

母もうまくこの世を卒業したと思います。父も母も自宅で死の床につき死を迎えました。非常に珍しくなったと和尚様から言われました。幸せなことだったと思います。次は自分の番がまわってきます。今度こそ気兼ねなく如何なる死に様を選ぶか、それを楽しみにして死ぬ日まで生きたいと思います。

＊人の進化（私説）

夫が時々ブログで記事にしていた皆様ご存知？のテレビドラマ「チャングム」の最終回のお話に、次のような母と娘の会話がありました。

「お魚はどうして目を開いたままなんだろう？どうして？」「じゃあお母さんが目を閉じさせて見せてあげる！」……？

これを聞いた瞬間、進化についてのインスピレーションの渦が廻り始め、何とか整理がついて、今文章にしています。これはまさに独断と偏見の類ですが、論争の種になって皆様に考えて頂けたらと思います。久司先生の「トーマスによる福音書」の一説ではありませんが、私は此処に種を蒔きたいと思います。

先ずご存知の通り、魚類に瞼はありません。したがって寝ても覚めても目は見開いたままです。動物が瞼を獲得するのは、乾燥から目を守る必要が生じた上陸後のことです。卵が固い殻を持つようになったのも同じ理由です。上陸直後の両生類の卵はまだ乾燥に弱く水の中や泡に包まれていますが、爬虫類になると固い卵を産むようになって生息区域も広がりました。蛙の卵と亀の卵を想像していただけるとよいでしょう。

爬虫類を経て哺乳類が発生してきますが、爬虫類から人に至る哺乳類には3種類あると思います。1には卵を産む哺乳類。2には胎盤が発達しない有袋類。3に胎盤を持つ哺乳類。爬虫類の中にも、例えばマムシのように、母体内で卵を孵化させるものもいます。ともあれ3種類の哺乳類は、そのまま胎盤を獲得する進化の歴史だと思います。鳥類は恐竜の生き残りともいわれ、哺乳類への経路から早くに分岐した進化経路を持っています。

胎盤を詳しく調べてみると、大変興味深いものがあります。胎盤には胎児性の部分と母体性の部分がありますが、私の考えですが、母体性の部分は胎児性組織の侵入に対する母体の反応だと思います。胎児性の部分がヤドリギみたいに根を張るのです。そして必要がなくなると、脱落しやすいようにその根を溶かしてしまうのではないかと考えられます。夫に聞いたのですが、母体性の胎盤の大部分は出産時期には薄くなって脱落後には膜となるそうです。子宮の収縮によってはがれるのかとも思うのですが、その発端が何なのか、何を契機に収縮が始まるのか、もしかすると陣痛は胎児側からの脱落開始による母体側の止血反応かもしれません。

「有袋類は何故あんなに小さい子を生むのか?」、そしてカンガルーなどが「オーストラリアの特殊な条件でのみ生き残ったのか?」ということを考えると、大型の肉食獣のいないオーストラリアで生き残り他の地域では絶滅したのですから、卵性から胎性への過渡期で、哺乳類にとって胎盤の獲得が如何に有利な変化であったことがしのばれます。パンダは今でも小さな子を産みます。胎盤完成組への過渡でしょうか。大方の哺乳類は子宮の中で卵を孵化させ成長させて誕生させることになりました。こうした変化は孵化させ得る卵の数の少なさを乗り越えて、確実に種を保存する必要性を満たすものでした。魚類や珊瑚の気の遠くなるような卵の数と育児放棄に対して、両生類の一部以降から哺乳類に至るまでの、産卵数と育児の実態を考えてください。肉食系の哺乳類では大体2頭から6頭、草食の哺乳類や霊長類では通常1頭からせいぜい2頭です。人間も自然状態では1人かたまに2人です。

出産に関して霊長類を哺乳類から分つものが何かといえば、それは子供の未成熟度です。肉食草食を問わず、哺乳類の子供は一年もすればとにもかくにも一人前になります。しかし霊長類の子供は乳児から長い青少年時代をすごします。人間ともなればその未熟ぶりは群を抜いて、法律上は20年、マクロビオティックで言えば女は7年、男は8年の2倍かからなければ身体的に成熟しません。もしかすると精神の成熟は、それぞれその8倍、いわゆる還暦前後にならないと完成しないのかもしれないのです。これは人間を他と分つ大脳の発達によると思います。このために人間は家族を単位とした社会を獲得発展させました。社会というものは、進化上子宮と胎盤の同列にあるものかもしれません。

胎性の出産には、胎児の娩出と共に胎盤の娩出を伴います。胎児にも膜が残っているので、呼吸を容易にさせるため母親は子供をなめ胎盤を食べます。草食動物でも雌だけは出産の度に肉食をすることになります。何故食べるようになったかは分かりません。1なめているうちに、2危険を避けるための学習によって、3出産による体力の回復のため（という説もありますが、私はそうは思っていません）。

「しからば人間は？」

これからが私の仮説です。私の知る限り、人間はある時胎盤を食べることをやめました。手を使えなければ舐めてやるしかない我が子ですが、手を持った人間はある時から胎盤を土に返すことにしました。チンパンジーもゴリラも胎盤を食べるそうです。でもイザナギ、イザナミはアマテラスの胎盤を恵那山に埋めました（そうです）。神々のお話は人間の記憶です。その「ある時」がいつなのか、これを考えると先の答えが見つかるような気がします。多分社会による安全の確保によってだろうと私は思います。そしてこれからが今回のインスピレーションなのですが、鬼子母神伝説とは一体何なのでしょうか？　このお話は考えれば考えるほど異様なものです。

鬼子母神ってご存知ですか？　私の知る限りでは、我が子を愛して人間の子を食べる鬼女ですよね。お釈迦様が、お諌めお諭しになって我が子を奪われる悲しみを知り、それから子供の守り神になりました。それでも人の子の味が忘れられないために、ざくろを食べるのだとか……これは一体何のことでしょうか？　血に染まった赤い裂けた口の鬼女……これも記憶に違いありません。鬼子母神ってまだ胎盤を食べていた頃の記憶ではないか、お釈迦様の登場は、後代の人が人間の精神性の象徴に考えついたのではないかと思うのです。

長いこと女は不浄だともいわれてきました。月のものがあるからとの説もありますが、鬼子母神の記憶からではないかと思います。精進料理を生み出した人間の方向性を思うと、女の如何ともしがたい出産にまつわる生理や行動は不浄かもしれません。何しろ出産に関する私達の記憶は、竜宮城から海岸にやってきて出産したトヨタマヒメの「わに」の姿まで遡るのですから。

これは人間が動物から一線を画した事件ではないでしょうか。身体という動物に重ねて、精神の所在である大脳を発達させた人間の最も新しい進化ではなかったかと思います。そしてその過渡期間中、なかなか雌の名残を捨てきれなかった「不浄な」女の記憶が鬼子母神ではなかったのではないでしょうか。

❄ ヒヨの災難

今朝主人と朝食をとっていましたら、ヒヨが真向かいの梅の木に飛んで来ました。「ヒヨが来る季節になりましたね。あのヒヨは『これは蜜柑がなる木だ』と思っているのよ」と笑って話しました。また我が家の「俄か飼育係」が活躍することになります。

そのとき「ドン」と窓ガラスに何かがぶつかった音がしたと思ったら、ヒヨがタイルの犬走りに落ちてもがいています。首を曲げて嘴を開き、羽を片方広げて回っています。「ああ、ダメかなあ……」と思いつつ、ちょっと見ていると助けた方がよいような気がして庭に下りました。

羽を傷つけないよう、それよりストレスを受けてショックを起こさないよう念じながら、包み込むように抱き上げました。ヒヨは強い鳥なんですね、元気な体温を感じました。それで頭を茂みのほうに向けて蕗の根元において、仕方が無いのでパームヒーリングの実践です。じっと念波を送っていたら、横たわっていたのが姿勢を立て直して、鳥らしくちょこんととまっているように落ち着きました。でもまだ嘴は開いたままです。時々瞬きらしく、ぱちッ！　とします。尻尾を少しずつ動かしています。「これまで……」と思って、最後に背中をなでて首をなでてやりました。母の形見の絹の上っ張りが軽いので、寒くないように暗いように蕗の葉に覆い被せてテントにしてその場を離れました。

何しろ傷ついた野生の鳥は、人間が介入するだけでショックですし、死ぬこともあるのです。あとできることはその場を離れて猫の番をするくらいです。我が家のシマもいますし、野良猫やそこらの飼い猫もいるのですから。

何処からかヒヨの鳴き声も聞こえます。家族の誰かが呼んでいるのでしょうか。その声も勇気づけるに違いありません。私も今度は念力療法（遠隔療法）しかありません。10分も経ったころ、そっと覗いてみました。目をぱちくりしながら、じっとそこに居ました。でも嘴はちゃんと閉じています。「あ、嬉しいな」と思った瞬間、羽ばたいてすぐ前のアジサイの枝に止まりました。これまた「飛べた！」と思った瞬間、今度は遠くに飛んでいってしまいました。診療中の夫にも伝言で伝えました。嬉しかったのです。今日はヒヨからよい思い出をプレゼントされました。

＊忘年野外パーティー

年の暮れも迫った26日金曜日、夜7時から夫の親しいお仲間たち20名余と同伴の夫人、計25名ばかりで冬の星の瞬く我が家の庭でパーティーを開きました。そもそもの発端は、養殖ふぐの事件、牡蠣の事件が社会をにぎわすたびに、それぞれの被害者を友に持つお仲間達がせめてもの人助けに使ってやろうという、へそ曲がり者のパーティーです。それで最近は「ノロパーティー」と、ノロウイルス騒ぎ以来の名称です。

牡蠣を10キロ購入し、お酒は持ち寄り、それ以外は季節柄到来するマクロビアンとしては困ってしまうタラバガニやズワイガニ、ジンギスカン用の北海道からの肉やいただきものの牛肉……。我が家の冷凍庫の大整理！　メンバーご自慢の自家生産の椎茸、直系60センチもある大ボールいっぱいの野菜、これまた患者さんから頂いた白米をこの時とばかりに炊いておむすびを100個作りました。まいたけの炊き込みご飯のおむすびもあります。父のご自慢の酢みかん、金柑子《きんこうじ》ももいで来ました。従業員からの大根もおろし大根になりました。

暖房はドラム缶改造の暖炉です。メンバーのお一人が山の倒木を切って、軽トラック一杯の薪を作ってきてくれました。燃やし係はすぐに現れます。火遊びは楽しいものです。主人の祖父もそうでしたが、ボケてしまった人によくある片づけて燃やしてしまう癖は、人間のやや本能的な習性なのではと思います。威勢良く火花を散らして薪が燃えます。暗闇に本当にきれいです。暖炉を取り囲んで雑談に花が咲きます。熱い番茶は好評です。見上げれば星がきれいです。

これまたドラム缶を半割りにしたバーベキュー用のコンロに網と鉄板をかけ、俄かコックさんたちが立ち働いて女どもは幸せです。何にもしなくていいのです！　奈良か平安の昔、かえでを焚いてお酒を温めるというのがありましたが、薪の匂いが立ちこめる中でお燗も炭火の上、焼酎のお湯割りに金柑子と、それぞれが勝手に楽しんでいます。牡蠣焼き名人も登場して焼け具合を確かめる音が響きます。二次会が終わったのは夜も更けて23時を過ぎていました。

　ドラム缶が真っ赤になるほど高温になった火の中に、紙皿もコップも竹箸もみんな燃やしてしまってごみは何にも残りませんでした。つわものどもが夢の後は灰だけの、雨が降らない限り雪でも楽しいという冬の野外パーティーでした。

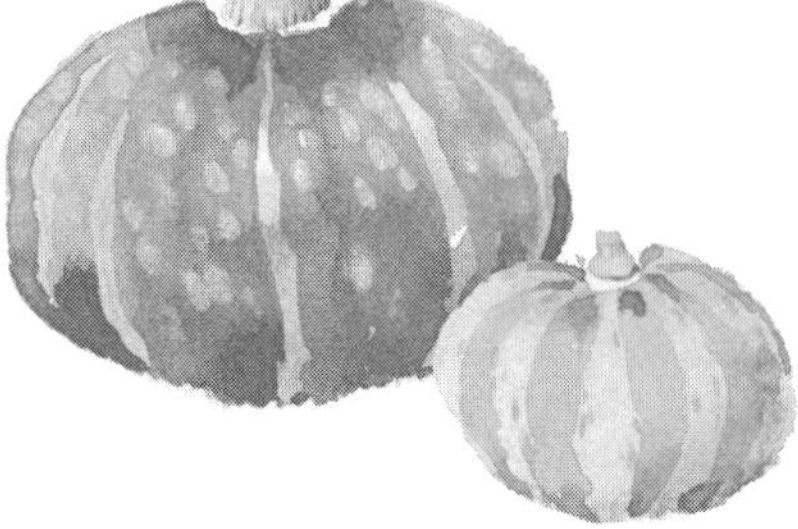

あとがき

本書をお読みになって、私の勝手な意見に「そうだ」と思って下さる方、「そうだろうか」、あるいは「そんなことはあるはずがない」と思われる方、色々おられると思います。意見や考えというものは波動の形をしていますが、その人の意見や考えというものはその人の波動の種類や大きさ、強さ、つまり波動量というものによって異なってくるものです。私達が判断力の鍛錬をするということは、自分の波動量の開発をしていることになります。

そして究極のところ私達が「波動」であるとするならば、その波動の意味や内容を考えるようになります。「私達は一体何なのか?」「一体何によって存続しているのか?」「これからどうなっていきたいのか?」「どうしたら昔の人の思想にふれ理解することができるのか?」「かの岡潔先生が道元禅師や昔の人に会ったとおっしゃっているのはどういうことなのか?」

こういった類の問題は、たとえ難しくても考え続けずには居られません。「難しい」と悪評をいただいても、教室でこの問題の種まきをせずにはいたたまれないのです。私は鉦や太鼓を叩かないではいられません。叩いているうちに私も成長できるし、誰かが共にたたき始めて下さるかもしれませんから……。

私のブログ「マクロビオティック・インスピレーション」では、日々の暮らしの中で湧きあがったインスピレーションを日記のように綴って来ました。私のインスピレーションが正しいか見当はずれか、それは自分には分かりません。私のインスピレーションは、私の波動量までの話ですから、それはそれで良いのだと思います。そうやって私はマクロビオティックに出会うまでの旅をし、桜沢先生や久司先生の思想に揺り動かされてきました。これからもひたすら行じていると、ある日そんな波動はインスピレーションとなって現れるはずです。どなたかが私の前に現れるかもしれません。素晴らしい本と出会うかもしれません。

何年か前、主人に連れられてふと立ち寄った紀伊國屋書店で、中田力先生の本に出会いました。長年「大脳が発達したとはいうけれど、どんなふうに発達できるのだろうか?」と疑問に思い続けて、決定的な答えを探していました。通りすがりに目に飛び込んだその書物の題名『脳のなかの水分子』(紀伊國屋書店刊)は、私の心の鉦を叩いたような気がします。そして先生のお話に揺り動かされてもう二冊の本、『脳の方程式　いち・たす・いち』『脳の方程式　ぷらす・あるふぁ』(ともに紀伊國屋書店刊)を注文してしまいました。私の頭では追いつかない問題もたくさんありましたし、分かったといっても自分の波動量までのことですが、ここはおおらかに中田先生の御本を皆様にもおすすめしたいと思います。

こんな日常生活の取りとめもないエッセー集ですが、出版を計画してくださった日貿出版社に心から厚くお礼を申し上げます。おかげ様で私にも今生の記念が立派にできました。久司先生は弟子どもを捕まえては、「種をまく人になりなさい」と言われます。私も何とか少しばかり種をまけたのではないか、少しご恩返しができたのではないかと、心ひそかに思っています(がどうでしょうか)。

久司先生に今生で直接お目にかかれたことをこの上なくありがたく思います。また先生のご本を翻訳させていただいたことを心から仕合せに思っております。

マクロビオティック関連団体及び著者関係団体

ＫＩＪ（Kushi Institute of Japan） http://www.kijapan.jp/
ワン・ピースフル・ワールド 日本事務所 tel 0742-45-8026
日本ＣＩ協会 http://www.ci-kyokai.jp/
正食協会 http://www.macrobiotic.gr.jp/
オーガニック・ベース http://www.organic-base.com/top.htm
食養塾無何有庵
http://www.matsumishika.jp/mukhayuan/about.html
大地といのちの会
http://www13.ocn.ne.jp/~k.nakao/daitinyuukai.htm
NPO ひらど遊学ネット http://www.hirado-yugaku.net/
日本熊森協会 http://homepage2.nifty.com/kumamori/

食《た》べること、生《い》きること
マクロビオティックに学《まな》ぶ暮《く》らしの知恵《ちえ》
●定価はカバーに表示してあります
2010年8月16日　初版発行

著　者　柿本和子《かきもとかずこ》
発行者　川内長成
発行所　株式会社日貿出版社
東京都千代田区猿楽町1-2-2　日貿ビル内　〒101-0064
電話　営業・総務 (03) 3295-8411／編集 (03) 3295-8414
FAX (03) 3295-8416
振替　00180-3-18495

印刷・製本　三美印刷株式会社
装丁・本文レイアウト　NORIC
イラスト・表組　黒岩多貴子／ノートン

ISBN978-4-8170-7025-8
http://www.nichibou.co.jp/

乱丁・落丁本はお取り換えいたします。